AF404325

MÉMOIRE

SUR L'ÉTAT ACTUEL

DE LA CHIRURGIE,

OU

Précis des Théories, Procédés opératoires, Bandages, Cas rares, etc., publiés depuis la suppression de l'Académie royale de Chirurgie.

Par M. MONFALCON.

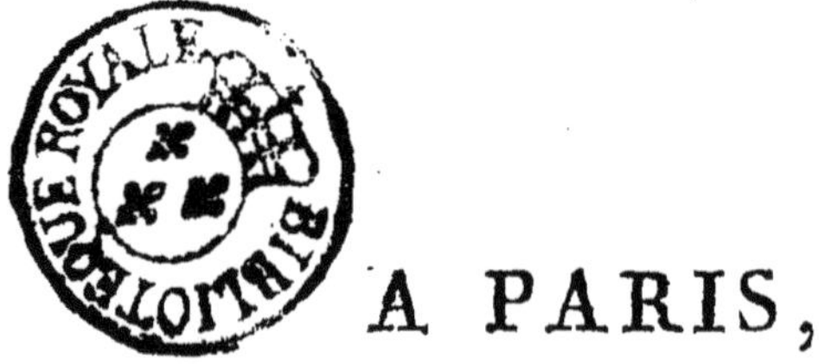

A PARIS,

Chez LÉVÊQUE, Libraire-Commissionnaire, quai des Grands-Augustins, n°. 19, *au Bibliophile.*
Et chez LAURENS aîné, Imprimeur-Libraire, rue Dauphine, n°. 32.

1816.

PRÉFACE.

« Quoique nous ayons plusieurs histoires de
» la médecine, et quelques essais sur celle de
» la chirurgie, à les examiner sans prévention,
» quels secours en peut-on tirer? Le clerc qui
» le premier a rédigé en corps d'histoire ses
» recherches sur les antiquités de la médecine,
» y a ramassé l'érudition des plus laborieux
» compilateurs, mais confusément, et sans
» ordre; il y est parlé de la chirurgie d'une
» manière vague et si peu suivie, qu'après
» avoir lu son histoire, on n'en est guères plus
» instruit de l'histoire et des progrès de l'art
» dans les premiers âges qu'il parcourt. L'ou-
» vrage de Freind, mieux digéré, n'est en quel-
» que sorte qu'un coup d'œil jeté rapidement
» sur les Arabes et sur les derniers Grecs, ou
» plutôt un discours critique sur l'histoire de la
» médecine, où le plan formé par Leclerc, pour
» la continuation de la sienne est habilement
» réformé. L'histoire de la médecine de Schultze,
» mieux conçue, mieux exécutée que celle de
» Leclerc, n'offre qu'une notice sèche, et pleine
» de lacunes sur notre art. Ce que Goëlicke a
» nommé histoire de la chirurgie, est une chro-
» nique informe, sans liaisons, sans vues,
» et qui n'apprend rien. Quand celle que vient

I

» *de publier M. Portal aurait le mérite d'étre*
» *plus méditée et plus exacte, on aurait*
» *encore à lui reprocher de n'avoir donné qu'une*
» *liste de faits dénuée d'intérêt et de discussions.*
« *Son histoire, depuis la naissance de l'art jus-*
» *qu'à Celse, pour ne rien dire du reste, est*
» *un extrait peu fidèle, et souvent tronqué de*
» *celle de Leclerc. De tous ces ouvrages on*
» *ferait difficilement une histoire un peu soute-*
» *nable, quoique très-sommaire de la chirurgie.* »

(Dujardin), préface de l'*Histoire de la Chirurgie*,
in-4°., pag. ix, tom. Ier.)

Dujardin juge très-sévèrement les écrivains
qui ont publié une histoire de la chirurgie avant
la sienne, et c'est dans l'ordre. Il n'avait fait
paraître encore qu'un volume de son ouvrage
lorsqu'il mourut. Perhile se chargea de le remplacer. Ces savans élevaient un beau monument
à la gloire de l'art : un excellent esprit de critique, une érudition immense présidaient à leurs
travaux ; mais si l'on en juge par ce qu'ils ont fait,
quel nombre de volumes eût-il fallu pour achever
cette entreprise demeurée imparfaite? Les savantes
recherches de Dujardin sur la chirurgie des
Egyptiens, des Chinois et des Japonnais, sont
suivies d'une multitude de détails qui appartiennent exclusivement à l'histoire de la médecine
et cependant composent la majeure partie de
son ouvrage ; la même observation peut être
appliquée à la continuation de Perhile.

Une histoire analytique et complète de la chirurgie était donc encore un travail à faire. Ce

travail, j'ai osé m'en charger. Peut-être en l'entreprenant, n'ai-je point assez consulté mes forces ; l'intérêt qu'il me présentait m'a abusé, et doit me servir d'excuse. On ne demandera plus une nosologie chirurgicale, M. Boyer publie enfin la sienne. Un traité d'opérations au niveau des connaissances actuelles était généralement désiré, M. Roux s'est chargé de cette tâche ; mais un examen détaillé des progrès de l'art depuis Hippocrate jusqu'au moment actuel (1816), manque absolument à la science. Que de découvertes depuis l'ouvrage de M. Portal, qui, d'ailleurs offre l'inconvénient d'être excessivement prolixe, et peut-être encore celui de confondre l'histoire des chirurgiens avec celle des anatomistes ! les travaux d'hommes célèbres dont il n'a pu faire mention, de Pott, Hunter, Richter, Desaut, Percy, Boyer, Pelletan, Scarpa, ont presqu'entièrement renouvelé la chirurgie.

Les savantes recherches sur l'origine et les progrès de la chirurgie en France m'ont été d'un grand secours. J'ai beaucoup puisé dans l'ouvrage cité de M. Portal, le dictionnaire historique d'Eloy, les histoires de la médecine ou de la chirurgie de Leclerc, Freind, Schultze, Goëlicke, Haller, Dujardin, Perhilc, Tourtelle, Black, Sprengel, et les recueils bibliographiques de Vanderlinden, Mercklcin, Lipenius, Boerhaave, Vigiliis de Creutzenfeld, Goulin, Ploucquet, Debure, Brunet etc. ; enfin j'ai consulté avec soin les éloges et notices historiques publiées par Morand, Louis, Vicq-d'Azir, Petit-Radel, la description des procédés opératoires, est presque toujours extraite littéralement des ouvrages de leurs inventeurs.

Il m'a paru très-inutile de citer les noms, prénoms, qualités, la date de la naissance et de la mort de tous les chirurgiens sans exception. Rien de plus insipide que ces détails minutieux lorsqu'ils ont pour objets des hommes peu connus, qui n'ayant fait rien pour la gloire de l'art, n'ont aucun droit à une place dans son histoire ; la vie d'un homme célèbre est toute entière dans ce qu'il a fait. Je préviens encore que ne m'étant proposé que de retracer les principaux traits de l'histoire de la chirurgie, j'ai dû me dispenser de citer tous les mémoires, thèses, opuscules, publiées sur les maladies si improprement nommées externes.

Un soin que j'ai cru essentiel, et sur lequel repose la partie la plus neuve de mon travail, est l'indication exacte du titre des livres que j'analyse, suivie de remarques sur les meilleures éditions qui ont été données de ces mêmes livres, et les moyens qui peuvent faire distinguer les éditions originales des contrefaçons. Cette bibliographie chirurgicale, dont l'ouvrage de Dujardin n'offre aucun vestige, et qui est la partie faible de la compilation de M. Portal, manque absolument à la science. On jugera de son utilité en consultant les articles Hippocrate, Celse, chirurgiens du quinzième siècle, etc.

Que d'écrits sur l'art de guérir ! Qui ne serait effrayé de leur nombre en parcourant le catalo

gue qu'en a donné Van-Derlinden au dix-septième siécle! Cependant, combien ne s'est-il pas
accru depuis ce savant bibliographe? Haller
comptait, en 1740, plus de sept cents auteurs de
chirurgie dont les ouvrages occupaient des milliers de volumes. Haller a réuni, dans un cata-
logue général, les noms des divers ouvrages sur
la médecine et la chirurgie, leur nombre s'élève
à trente mille. L'effrayant répertoire de Ploucquet contient plus de deux cents mille titres
ou extraits. Heureusement tous ces livres ne sont
pas utiles. On fait un choix, et ces masses immenses de volumes se réduisent à un certain
nombre de bons ouvrages, dont une partie est
consultée de temps en temps, et l'autre, composée de ces productions originales qu'enfantent
les hommes de génie, est lue et méditée sans
cesse.

L'histoire générale de la médecine est composée de plusieurs parties, 1°. la biographie,
2°. la bibliographie, 3°. l'exposé des connaissances acquises sur les maladies et celui des changemens survenus dans la théorie ou la pratique
médicales. Ainsi l'histoire de la médecine est
aussi celle de la chirurgie, de l'anatomie, des
accouchemens, de la physique, de la chimie,
de la matière médicale et de la pharmacie. C'est
sur ce plan immense qu'a travaillé Kurt Sprengel, l'un des médecins qui font aujourd'hui l'orgueil de l'Allemagne. Mais, dans le tableau général
qu'il a tracé, tout est sacrifié à l'histoire de la médecine : le peu de pages consacrées à celle de la chi-

rurgie , présente d'une manière trop concise , les révolutions et les progrès de cette belle partie de l'art de guérir. Sprengel s'arrête aux dernières années du dix-huitième siècle , et c'est depuis cette époque qu'ont brillé quelques-uns de nos plus grands chirurgiens. La dernière partie de son ouvrage , section dix-huitième , est consacrée à l'histoire des opérations chirurgicales ; mais cette histoire, rédigée sous forme d'un traité d'opérations , est très-incomplète et nullement au niveau des connaissances actuelles. Il n'y est pas dit un mot des procédés pour l'opération de la pupille artificielle, l'empyème , la résection des extrémités des os cariés , la ligature des polypes utérins , le sarcocèle, etc., etc.

On y cherche envain les noms de quelques-uns de nos chirurgiens modernes les plus célèbres, et rien de plus confus et de plus inexact que la description des méthodes opératoires pour les anévrismes et les amputations. Il est étonnant que Sprengel ait pu se méprendre au point d'attribuer à Guillaume Hunter, l'opération si connue de Jean Hunter, qui consiste à lier l'artère au-dessus de la dilatation anévrismale (traduct. française, par Jourdan, tom. 7, pag. 346). Cette erreur n'est point la seule ; il me serait aisé de cumuler les citations, si je ne craignais que ces réflexions, sur la partie chirurgicale du beau travail du professeur allemand, ne fissent suspecter mon respect pour ce savant, et mon admiration pour un des meilleurs ouvrages dont la littérature médicale ait été enrichie.

L'histoire de la chirurgie se confond avec celle de la médecine pendant une longue suite d'années. Je ne les ai point séparées ; mais j'ai dû entrer dans peu de détails sur les premiers temps de l'art. Ces hommes d'un génie extraordinaire qui ont paru en Grèce et chez les Romains, ont beaucoup plus étudié les maladies internes que celles qu'on appelle chirurgicales. La médecine opératoire est née avec l'anatomie, et l'anatomie était inconnue aux anciens. Tout m'engageait à laisser aux historiens de la médécine ces digressions, fort intéressantes d'ailleurs, sur les pratiques superstitieuses des anciens peuples, le culte qu'ils rendaient à certains dieux, les adroites fourberies de leurs prêtres, et ces fables si attrayantes que la brillante imagination des Grecs s'est plue à créer et à embellir.

Qui peut lire sans étonnement, et quelquefois sans dégoût, l'histoire des sectes si nombreuses qui ont partagé les médecins anciens et modernes? Comment une science, qui doit reposer sur des faits, a-t-elle donné lieu à tant de systèmes contradictoires? Une imagination fougueuse et beaucoup d'audace ont suffi à Van Helmont, à Paracelse, à Brown, pour opérer de grandes révolutions en médecine : ces hommes, en enfantant de nouvelles théories, se sont dispensés de prendre l'observation pour base ; chacun d'eux, en vantant la sienne, s'est attaché à démontrer *le* vide de celles qui l'avaient précédé, et ce point, commun à tous, est aussi le seul sur lequel ils aient pleinement raison. L'histoire de la chirurgie ne nous présentera pas ces révolutions choquantes ; une science née au lit des malades, et qui consiste dans l'étude d'objets appréciables par les sens, n'est pas accessible aux systèmes ; il n'y a pas de sectes en chirurgie.

On ne peut raisonnablement attacher aucune importance à connaître laquelle est la plus ancienne de la médecine ou de la chirurgie ; Haller, qui, pour prouver la priorité de la médecine, se fonde sur les influences nuisibles des vicissitudes atmosphériques, des saisons et des climats, et sur le petit nombre des instrumens de chirurgie, sans considérer, peut-être, dit Sprengel, que l'homme, dans l'état de nature, supporte plus facilement l'impression des premiers agens, sans penser que l'usage défectueux des outils qu'on fabriquait alors pouvait occasionner des blessures dangereuses, et qu'indépendamment de ces instrumens, mille autres causes, comme les chutes, la marche à travers les épines, les morsures de certains animaux, pouvaient causer des maladies chirurgicales ; et Brambilla, qui, pour prouver la priorité de la chirurgie, fait fabriquer à Tubalcaïn des instrumens pour cautériser, ont encouru la censure du judicieux auteur de l'Histoire pragmatique de la Médecine. (SPRENGEL.)

Depuis un demi-siècle, presque toutes les parties de la chirurgie ont éprouvé d'importans changemens : on a beaucoup amélioré le traitement des fistules, des maladies des os, des hernies, des anévrismes ; de nouveaux procédés opératoires, plus simples et d'un effet plus sûr, ont succédé aux anciens ; la lithotomie, les amputations sont devenues moins dangereuses et plus faciles ; enfin l'art a fait de si grands progrès, qu'on peut le regarder comme presque entièrement renouvelé.

D'excellens Traités élémentaires enseignent enfin aux élèves quels principes doivent les guider dans l'étude des maladies externes ; mais il manque encore à la chirurgie un monument semblable à ceux qu'ont élevé Haller à la physiologie, et Fourcroy à la chimie ; mais beaucoup de matériaux sont préparés, et la main qui les mettra en œuvre n'aura que le travail de les choisir et de les coordonner : travail important, il est vrai, car, en se chargeant de présenter notre belle et vaste science dans tous ses développemens, il faudra soigneusement éviter de l'étouffer sous cet amas indigeste de faits que les praticiens ont si souvent recueillis et publiés sans discernement, et que les compilateurs ont presque toujours adoptés sans critique (1).

---

(1) Ce premier Mémoire est destiné à présenter le tableau de la chirurgie actuelle. Un deuxième, actuellement sous presse, contient la partie la plus intéressante de l'histoire de l'art, celle de l'établissement et de l'influence de l'Académie Royale de Chirurgie, l'analyse de ses travaux et des divers ouvrages marquans publiés en Europe dans la dernière moitié du dix-huitième siècle. Un troisième Mémoire sera consacré à l'examen des progrès de l'art, depuis son origine jusqu'à l'époque de la création de la société savante qui a tant fait pour la gloire de la chirurgie française. Enfin, un Précis de bibliographie chirurgicale, les pièces justificatives, une table chronologique, termineront mes *Recherches pour servir à l'Histoire complète de la Chirurgie.*

MÉMOIRE

SUR L'ÉTAT ACTUEL

DE LA

CHIRURGIE.

ECOLE DE MÉDECINE. (1794)

Un décret du Corps-Législatif supprima, en 1791, toutes les académies, maîtrises et communautés d'arts et métiers. Une loi rendue le 14 frimaire an 2 (1794), institua les écoles de chirurgie, dans lesquelles on réunit l'enseignement de la médecine, de la chirurgie, de la pharmacie et de la chimie médicale. Fourcroy contribua beaucoup à tirer l'art de guérir du chaos où l'avait plongé le vandalisme révolutionnaire (1).

« Au milieu des orages d'une révolution san-
» glante et des périls d'une guerre générale, la
» Convention Nationale, qui présidait alors aux
» destinées de la France, rendit la médecine et
» la chirurgie à leur unité primitive, en fon-

(1) Les écoles de chirurgie ont été confirmées par une loi du 3 brumaire an 11.

Une loi du 1er floréal an 10 confirme l'établissement des écoles spéciales, et s'occupe particulièrement des écoles de santé, devenues écoles de médecine. Une loi du 10 mai 1806 crée une Université Impériale.

» dant cette nouvelle École, qui compte, par-
» mi ses professeurs, les membres les plus dis-
» tingués de l'Académie de chirurgie et de la Fa-
» culté de médecine (1). »

En effet, quels noms que ceux de Sabatier, Percy, Pinel, Boyer, Hallé, Corvisart, Chaussier, Pelletan, Dubois, Lallement, Richerand, Dupuytren, etc.!

La réunion de la chirurgie à la médecine, opérée enfin après avoir été tant souhaitée, est-elle avantageuse à ces deux sciences? Cette question n'est point encore résolue; en général, les médecins qui l'ont agitée récemment, n'ont envisagé qu'un côté des objets:

D'une part, les sciences médicales se tiennent par des liens si étroits, qu'il est difficile de les isoler; elles se fortifient en se prêtant des secours mutuels. De profondes connaissances en médecine sont indispensables au chirurgien; l'hygiène et la pharmacie doivent être pour lui une étude longue et réfléchie; enfin il n'est rien de plus arbitraire, de plus inexact que la distinction des maladies en internes et en externes.

D'une autre part, on ne peut contester les avantages qui résultaient de l'émulation de ces deux sociétés rivales célèbres, l'Académie de chirurgie et la Société de médecine. La chirurgie française doit à la première sa prééminence avouée sur celle des autres nations de l'Europe.

____

(1) RICHERAND, *Nosographie chirurgicale*, tome Ier. *Histoire de l'Art*, pag. 13.

Plusieurs hommes éclairés pensent que son mode
d'organisation, avant la destruction de l'Académie, était bien plus favorable à ses progrès que
celui qui existe maintenant; depuis douze ans,
la Faculté de médecine a-t-elle été tellement absor-
bée dans les fonctions de l'enseignement, qu'elle
n'ait pu, en aucune manière, continuer les travaux des deux savantes compagnies auxquelles
elle a succédé?

Ces observations sont justes; mais on en fait
aujourd'hui beaucoup d'autres très - susceptibles
de discussions : ainsi, on affecte de soutenir, avec
l'opiniâtreté de l'ignorance et de la mauvaise foi,
que la chirurgie n'a fait aucun progrès depuis
l'institution de la Société de médecine actuelle.
Peut-être la suite de cet écrit sera-t-elle la preuve
du contraire?

La restauration de l'Académie n'est point
aussi nécessaire en 1816, que la création de
cette société le fut en 1731. A cette époque, les chirurgiens, continuellement vexés
par la haine jalouse de leurs rivaux, s'occupaient
presque exclusivement de la pratique de leur
art; on en compte peu, depuis Ambroise Paré
jusqu'aux premières années du dix - huitième
siècle, dont le nom ait acquis quelque illustra-
tion dans les sciences : l'académie, instituée,
opéra une grande révolution; elle excita un vif
enthousiasme pour une science protégée par le
Gouvernement, et désormais au-dessus de toutes
les attaques; elle devint le centre vers lequel
convergèrent tous les efforts. Les chirurgiens les

plus marquans du royaume, ambitionnèrentd'insérer dans ses Mémoires les résultats les plus intéressans de leur pratique , et regardèrent , comme la plus noble des récompenses, l'honneur d'être inscrits sur la liste de ses membres (1). De si grands bienfaits ne sauraient être méconnus, et cependant ne préjugent rien contre la nécessité de l'unité de l'art de guérir , et contre l'évidence de cette assertion , que la chirurgie , maintenant perfectionnée et honorée, gagnera beaucoup à s'unir intimément à sa rivale.

Que d'affections morbides exigent du chirurgien des connaissances médicales profondes ! L'art important de conduire les malades avant et après les opérations , consiste-t-il dans l'aplication de la main à l'extérieur du corps? A-t-il tout fait, le chirurgien qui aamputé un membre, ou enlevé un calcul du sein de la vessie, et sa tâche la plus difficile n'est-elle pas d'observer les désordres que toute opération grave fait naître dans l'économie animale, d'en rayer leur marche, s'il n'a pu les prévenir, et quelquefois de faire tourner au bien-être de l'opéré des phénomènes généraux, qui , en apparence, n'annonçaient rien que de funeste? Les ulcères, classe nombreuse de maladies chirurgicales, sont presque tous causés et entretenus par une affection générale de la constitution, et réclament, non des

____

(1) L'organisation de l'Académie de chirurgie , l'examen de son influence, et l'analyse détaillée de ses travaux, seront l'objet d'une dissertation particulière.

applications topiques, mais un traitement médical bien dirigé ; le phlegmon, l'érysipèle , le genre important d'abcès, appelés dépôts par congestion , un grand nombre de phlegmasies internes, symptômes ou complications des maladies chirurgicales , la fièvre rémittente pernicieuse, qui complique si souvent les grandes plaies, les fièvres ataxiques et adynamiques, si fréquentes dans les hôpitaux après les grandes opérations, la syphilis , le scorbut, le scrophule , le cancer , sont autant de nœuds qui unissent intimément les deux branches de la science médicale, et opposent des obstacles naturels à leur dislocation.

M. J. Th. Marquais, dans un Rapport au Roi sur l'état actuel de la Médecine en France, veut qu'on sépare à jamais la médecine et la chirurgie. Parmi les preuves dont il appuie son sentiment, il en est qui sont d'une force de logique singulière : ainsi, un médecin et un chirurgien étant attachés à la maison royale, il est évident que le Roi a consacré la division de l'art de guérir en deux branches ; ce qui est puissamment raisonné. Le judicieux rapporteur ne s'arrête pas à la discussion de la question : il va bien plus loin ; après l'exposition fidèle de l'organisation de la Faculté, et des remarques fort décentes sur la manière dont ses cours sont professés, il indique quels moyens peuvent faire disparaître tant d'abus ; rétablit l'Académie, fixe le nombre des professeurs des écoles de chirurgie, règle leurs appointemens , restitue les bâtimens de l'ancien Collége de Chirurgie au corps des chirurgiens, et permet à la Faculté, qu'il bannit, de s'établir où bon lui semblera. Un chirurgien veut-il pratiquer à Paris ou dans tout autre ville dont la population excède cent mille ames? M. Marquais lui demande 4,000 fr.; il se contente de 2,000 fr. pour les villes de vingt à quarante mille habitans, et abandonne, pour 500 liv., le soin de la vie du peuple des campagnes et des petites villes. Je ne puis me dispenser d'observer que cette idée lumineuse n'appartient pas entièrement à M. Marquais; il l'a prise dans Cyrano de Bergerac, qu'il ne cite pas, et avec lequel il a souvent une singulière conformité et d'idées et de style.

Le Rapport de M. Marquais est très-savant, car il contient des citations latines, grecques même, et il est bien supérieur au Discours de M. Hallé; car il a cinquante pages, et celui-ci n'en a que douze. On croyait, d'après les savans historiens de la chirurgie, que ce fut dans le moyen âge qu'on sépara les deux branches de la science médicale; M. Marquais, non moins érudit que logicien, a découvert que leur division existait depuis Hippocrate. Rien n'a plus excité son indignation et ses sarcasmes, que le Mémoire de M. Ménuret sur les moyens de former de bons médecins; il prouve, dans la critique qu'il en fait, que, s'il est fort triste quand il plaisante, il est, en revanche, extrêmement plaisant quand il se fâche.

Une des principales preuves des avantages de

l'unité de l'art de guérir, est le nombre des hommes de premier mérite formés aux leçons de la Faculté; quelques-uns se sont assis à côté de leurs maîtres, beaucoup d'autres occupent les premières places dans les armées et les hôpitaux. MM. Baffos, Beauchêne, Bouchet de Lyon, Breschet, Dupuytren, Marjolin, Richerand, Ribes, Roux, Rullier, Tartra, etc., etc., sont des élèves de l'Ecole de Médecine de Paris. L'évidence de l'utilité de la réunion de la chirurgie à la médecine, et la nécessité de maintenir l'enseignement dans son mode actuel, ont été développées avec autant d'éloquence que de clarté par M. Hallé, dans son discours prononcé lors de l'ouverture des cours de la Faculté, le 4 novembre 1815; et M. Pelletan, qui a remplacé, cette année, M. Dupuytren dans la chaire de médecine opératoire, a fait, de l'importance de l'unité de l'art, l'objet de la première séance de son cours d'opérations.

Si le Gouvernement fait faire à l'art de guérir un pas rétrograde en le divisant, n'a-t-on pas à craindre de voir renaître ces querelles non moins indécentes que ridicules sur la prééminence de l'une ou de l'autre des deux branches de la science médicale? Il est beaucoup de cas où le chirurgien doit être médecin; il est un grand nombre d'affections pathologiques classées parmi les maladies internes et parmi les maladies chirurgicales. Comment la loi marquera-t-elle là où finit l'exercice de la chirurgie, et commence celui de la médecine? Observons que plusieurs des plus dignes membres de l'Académie de chirurgie (dont quelques-uns existent encore) ont fait, de l'unité de l'art l'objet de leurs plus vifs désirs.

« O vous ! qui consacrâtes votre crédit, qui
» dévouâtes vos fortunes à l'érection de ce mo-
» nument destiné à honorer la chirurgie fran-
» çaise ! ames généreuses et vraiment citoyennes,
» Lapeyronie, Lamartinière ! qu'avez-vous dé-
» siré, sinon la perfection et l'agrandissement
» de votre art ? Si vous paraissiez en ce moment
» au milieu de nous, dites, ne vous indigne-
» riez-vous pas que l'on supposât que vous
» voulussiez dissoudre une union qui a été au-
» delà de vos vœux, et dont les effets doivent un
» jour surpasser vos espérances (1) ? »

Lors du scandaleux procès entre les médecins et les chirurgiens ; un personnage qu'il intéressait beaucoup, sollicitait vivement et priait le chancelier Daguesseau d'élever un grand mur, un mur d'airain, disait-il, entre le corps de la médecine et de celui de la chirurgie. Mais, si nous élevons ce mur, lui demanda l'illustre magistrat, de quel côté placerons-nous le malade ?

Le 5 octobre 1815, la Faculté de médecine a proposé au ministre de l'intérieur ; l'institution, d'une société unique, appelée Société Royale de Médecine et de Chirurgie; composée de titulaires, d'honoraires, d'associés et de correspondans ; et formée de deux sections : celle de médecine remplaçant la Société Royale de Médecine; et

---

(1) Discours cité de M. Hallé, p. 12.

celle de chirurgie remplaçant l'Académie de Chi
rurgie ; elle sera exclusivement chargée de continuer les travaux de ces deux sociétés.

Je ne me permettrai point de décider la question des avantages ou des inconvéniens de l'unité
de l'art. Dirai-je que l'expérience de vingt
années l'a résolue, puisque cette expérience est
également invoquée par les partisans des deux
opinions ? Ceux à qui il appartient de la discuter
sont des philosophes, qui, la considérant sous
toutes ses faces, seront guidés par l'amour du
vrai et de l'utile, et non aveuglés par cette lubie
ridicule qu'ont certains hommes, de regarder
comme non avenu tout ce qui a été fait depuis 1789, ou entraînés par cet esprit d'intrigue,
ce besoin d'innover, dont sont malades quelques-uns des hommes marquans de nos jours.

DESAUT.

C'est à l'existence de la société célèbre, fondée
par Maréchal et la Peyronie, que se rattachent
les beaux jours de la chirurgie française. L'a-
nalyse de ses travaux forme les plus belles pages
de son histoire : quels noms que ceux de J. L.
Petit, Pouteau, Quesnay, Morand, Ledran,
Lecat, Levret, La Faye, Foubert, Hevin, Louis,
Sabatier ! Et quelle époque que celle où vécu-
rent ces hommes immortels ! Pendant qu'ils ho-
noraient le pays qni les avait vu naître, l'Italie
possédait Bertrandi, Molinelli et Guattani ; la
Hollande, Camper, membre associé de l'Académie, et tant de fois couronné par les sociétés

savantes de l'Europe; le Nord, Heister, digne
élève de Boerhaave, Mauchart, Platner, et ce
Haller; génie extraordinaire, qui, renouvelant
l'exemple de ces philosophes de l'antiquité, fameux par l'universalité de leurs connaissances,
cultiva avec un égal succès l'anatomie, la bo-
tanique, la physiologie, la chirurgie, remplit
avec honneur des fonctions de magistrature importantes, et fut l'un des médecins les plus
célèbres, et l'un des plus grands poëtes de l'Allemagne. L'Angleterre, Guillaume Cheselden,
digne rival de notre Petit, Alexandre Mouro
fameux comme anatomiste et comme chirurgien, Alansson, Withe, Sharp, Goochs, Guillaume Hunter, enfin, un homme dont l'écla-
tante réputation se répandit dès son vivant dans
toute l'Europe, Percival Pott.

Peu d'années avant la fatale époque de la suppression de l'Académie royale de chirurgie, parut en France un de ces génies destinés à re-
culer au loin les limites des sciences qu'ils cul-
tivent. Desault fit, pour la chirurgie, ce que
Haller avait fait pour la physiologie, il renouvela ou perfectionna presque toutes les parties
de son art: le plus bel éloge qu'on puisse faire
de lui est l'histoire fidèle de ses travaux. Desault
naquit au Magni-Vernois en Franche-Comté,
le 6 février 1744, de parens peu fortunés; et il
fut un de ces hommes qui, nés au sein de la
médiocrité, et environnés d'obstacles de tous
genres, ont cependant parcouru, avec les plus
brillans succès, une carrière à laquelle le sort

ne paraissait pas les avoir destinés. L'histoire de la chirurgie présente beaucoup d'exemples de cette lutte entre le génie et l'indigence, l'amour de l'étude et l'impossibilité apparente d'y satisfaire ; de ce contraste entre une enfance perdue pour les lettres, avec une fortune considérable, une grande considération, et un rang éminent dans les sciences.

Après quelques années d'études préliminaires dans l'école de Béfort, Desaut vint à Paris : apprit son art sous Louis Morand et Sabatier, s'annonça par un cours d'anatomie suivi avec affluence, et vit bientôt son nom inscrit parmi ceux des plus célèbres chirurgiens de la capitale.

M. Percy prouve fort bien combien un esprit cultivé eût été nécessaire aux deux hommes qui ont le plus illustré la chirurgie française, J. L. Petit et Desaut. » Quand on prononce de tels » noms, dit ce savant professeur ; tout chirur- » gien ami de son art et de l'humanité doit se » lever et se découvrir par respect et par recon- » naissance. Desaut n'eut guères plus d'éru- » dition que Petit, mais il le surpassa encore » par son enthousiasme pour la chirurgie ; et » il fit oublier, par l'exaltation de son zèle, ce » qui lui manquait du côté du savoir. Il dit » à ses nombreux disciples, *Ego sum lux et* » *vita*, et ils crurent que la chirurgie devait » dater de son ère. Il put le croire lui-même, » et plus heureux que Petit, personne ne cher- » cha à le détromper de son vivant. Ce n'est

» que depuis qu'il n'est plus que l'érudition a
» fait voir que la plupart des découvertes qu'il
» croyait avoir faites étaient dans des ouvrages
» qu'il n'avait pus ou qu'il avait dédaigné de
» lire, car il n'avait point lu, il n'avait pas
» voulu lire : en cela semblable, mais seule-
» ment en cela à Paracelse, qui avait juré de
» n'ouvrir de sa vie aucun livre de médecine,
» et qui se complaisait dans l'idée qu'il était
» dans sa destinée de recréer l'art de guérir.
» Quel horison plus vaste encore Petit et De-
» saut n'auraient-ils pas aperçu, s'ils n'eussent pas
» prétendu tout voir de leur hauteur, s'ils avaient
» eu la sagesse, comme l'a dit le premier guide
» Chauliac, de monter sur les épaules du géant,
» ou, en d'autres termes, s'ils eussent soumis
» leur génie aux exemples du passé, s'ils avaient
» su en tempérer ces élans par ceux que l'éru-
» dition aurait déployé à leurs yeux éton-
» nés (1). »

Desaut était doué d'un esprit naturellement
profond et réfléchi, ardent à entreprendre et
opiniâtre à continuer (2). Il était petit de taille,
un peu gros, portant la tête haute, et penchés
en arrière ; son visage, plein et coloré, ses yeux
petits, mais animés, tous ses traits bien mar-
qués, sa démarche précipitée, il parlait avec
lenteur, mais toujours avec force et beaucoup
d'accent ; quoique ses occupations sérieuses et

____

(1) *Dictionnaire des Sciences médicales*, tome 13.
(2) Xavier Bichat, *Eloge historique de Desaut*.

(13)

répétées eussent tempéré la gaîté naturelle de
son caractère, il la retrouvait toute entière dans
ces momens où il s'abandonnait au repos dans
le sein de sa famille et de ses amis, il était généreux, compatissant. (3)

Hippocrate avait observé qu'une difformité
presque constante accompagnait la consolidation
de la fracture de la clavicule. Ce fait a été remarqué par tous les auteurs qui l'ont suivi. Desault
prouva, en proposant un nouveau bandage,
qu'il fallait attribuer ce défaut de succès, non à
la nature de la solution de continuité, mais aux
moyens peu méthodiques qu'on employait; et il reconnut (en 1768) que, pour réduire méthodiquement la fracture de la clavicule, il fallait non-seulement porter, comme on le faisait ordinairement, l'épaule en arrière et en haut, mais surtout en dehors; et que la puissance destinée à l'entraîner dans le dernier sens, devait agir horisontalement, suivant la direction de la clavicule.

Desault a beaucoup contribué à faire adopter
les couteaux droits pour les amputations. Il fut
le premier en France qui renouvela la ligature
immédiate des artères après ces opérations. Elle
fut pratiquée, pour la première fois, à Bicêtre.
Louis, témoin de cet essai, craignait la chute trop
prompte des fils ; mais, au bout de quatre jours,
la crainte que leur présence ne nuisît à la cicatrisation, obligea de les couper.

____

(3) Marc-Antoine Petit, *Eloge historique de Pierre-
Joseph Desaut, Médecine du Cœur.*

Desaut a mis dans la diagnostic des fractures des condyles de l'humerus et des os de l'avant-bras, une clarté et une précision inconnues avant lui, et il a beaucoup perfectionné leur traitement.

il fut reçu en 1776 membre du collége de chirurgie; la médiocrité de sa fortune l'en éloignait; une exception honorable l'y appela. Sa thèse eut pour titre : *De calculo vesicæ, eoque extrahendo, præviá sectione ope instrumenti Haukensiani emendati, in-4°.* Les corrections qu'il a fait subir au gorgeret d'Haukins, n'ont pas rendu cet instrument meilleur.

En 1782, Desaut fut nommé chirurgien - major de la Charité; alors les cas nombreux que sa pratique lui présenta, lui permirent d'observer les inconvéniens de certains procédés opératoires, de les perfectionner, d'en inventer de nouveaux. Il exposa avec précision les signes obscurs, jusqu'alors, des luxations du radius; et prouva, par la disposition de ses extrémités articulaires, que presque impossibles en haut, les déplacemens pouvaient s'opérer en bas avec facilité ; il proposa, peu de temps après, un appareil généralement employé pour les fractures de l'olecrane, genre de déplacement que les anciens avaient méconnu, et les modernes peu observé.

On se plaignait de la grandeur et de la fréquence des raccourcissemens de, l'extrémité inférieure dans les fractures obliques du corps ou du col du fémur; tous les bandages employés

étaient plus ou moins défectueux , Desaut proposa l'extension continuelle. Comme l'emploi de
ce moyen thérapeutique a fait révolution dans le
traitement des fractures des membres abdominaux , j'exposerai successivement les procédés de
Desaut et de M. Boyer, et les principales modifications qu'on a fait subir aux appareils de ces
deux grands chirurgiens.

Les appareils ordinaires , formés de bandages
et d'attelles , suffisent peut-être pour les cas très-
rares de fractures transversales du fémur, ils sont
impuissans lorsque la division est oblique ; là , il
faut tirer en bas le fragment inférieur et retenir
en haut le supérieur. L'unique moyen qui remplit ces deux indications , est l'extension continuelle.

Le principe fondamental de l'appareil de Desaut , c'est que le bassin , la cuisse et la jambe ne
doivent former qu'un tout immobile jusqu'à la
consolidation de la fracture : il consiste à prendre les points d'extension, en haut sur les tubé-
rosités de l'ischion du côté malade, en bas sur les
maléolles ; à fixer les lacs destinés à les exécuter
sur les deux extrémités d'une solide attelle placée
au côté externe.

Les pièces qui le composent sont, 1°. un drap
fanon ordinaire , replié à son angle supérieur et
interne, pour s'accommoder à la grandeur différente des atelles ; 2°. un bandage de corps et un
sous-cuisse pour l'assujétir du côté opposé à la
fracture ; 3°. trois atelles solides , larges d'un

pouce et demi, dont l'externe, très-forte, doit être suffisamment longue pour s'étendre depuis la crête de l'os des isles, jusqu'à quatre pouces au-delà de la plante du pied. A sa partie inférieure est pratiquée une échancrure, et un peu plus haut une mortaise; la supérieure occupe l'espace compris entre le pli de l'aine et la partie supérieure du genou; l'interne, celui qui s'étend du pli interne et supérieur de la cuisse à la plante du pied. 4°. des remplissages. 5°. deux fortes bandes destinées à l'extension et à la contre-extension, longues au moins d'une aune et demie.

La fracture réduite par les procédés convenables, la cuisse méthodiquement entourée de compresses imbibées d'eau végéto-minérale, et les remplissages convenablement disposés autour des deux atelles latérales; le chirurgien et l'aide roulent, chacun de leur côté, les deux bords du drap fanon, jusqu'à ce qu'ils s'appliquent exactement sur les remplissages; l'atelle intérieure est placée au-devant du membre; les liens passés sous l'appareil au nombre de quatre pour la cuisse et de trois pour la jambe, sont successivement noués sur l'atelle externe; le bandage de corps est fixé sur le bassin, de manière à y assujétir latéralement l'atelle externe, et ensuite retenu par le sous-cuisse; une compresse épaisse placée sous la tubérosité sciatique, garantit le pli de l'aine de la pression de la bande qui, passée d'abord sous l'appareil, ramenée ensuite obliquement de dedans en dehors, et de haut en bas, prend son point d'appui, d'une part, sur la tubérosité de l'ischion, de l'autre, sur l'extrémité supérieure de l'atelle externe, et se noue au pli de l'aine.

Les deux chefs de la bande, préliminairement croisés à la plante du pied, sont passés, l'un dans la mortaise, l'autre dans l'échancrure de l'extrémité inférieure de la même atelle, et noués ensuite avec force.

Une bande fixée par son plein à la plante, puis croisée sur le coude-pied et fixée latéralement sur chaque atelle, sert à prévenir le renversement de cette partie.

Tel est l'appareil de Desaut.

Il a des avantages et des inconvéniens. 1°. Il est simple, commode, d'une exécution et d'une application faciles.

2°. M. Baumers a constaté ses inconvéniens; d'après ce chirurgien, tout appareil à extension des membres inférieurs est insuffisant, s'il ne réunit ces quatre conditions : 1°. faire agir les puissances extensives et contre-extensives parallèlement à l'axe de l'os fracturé; 2°. les appliquer sur le membre avec lequel s'articulent les deux fragmens; 3°. en graduer l'action à volonté; 4°. la répartir sur de larges surfaces. Or, le bandage de Desaut ne réunit pas ces conditions, à cause, 1°. de la disposition vicieuse de la puissance extensive, de celle non moins vicieuse de la puissance contre-extensive. 2°. de la manière dont on fixe les bandes qui en font les fonctions. 3°. du peu de largeur des surfaces qu'elles embrassent. 4°. enfin de la nature propre de leur tissu (1).

Le bandage de Desaut se relâche aisément : c'est en partie pour remédier à cet inconvénient que M. Boyer a proposé son ingénieuse machine, trop connue pour en donner ici une description détaillée. L'extension s'exerce de la manière la plus convenable, et on peut la graduer à volonté au moyen de la vis à manivelle ; la machine enfin ne se dérange point. Cependant, on lui reproche quelques inconvéniens : 1°. les vieillards ne peuvent la supporter ; 2°. quelque soin que l'on prenne de garantir le pli de l'aine, impossibilité ou difficulté extrême de prévenir les excoriations.

J. L. Petit est l'auteur d'un appareil à extension continuelle, qui paraît présenter quelqu'avantage ; il est composé d'une ceinture destinée à être placée autour du bassin ; d'une atelle extensive, longue d'un mètre et dix-huit centimètre (trois pieds six lignes), large de dix centimètres (quatre pouces), concave du côté qui doit être appliqué sur la cuisse et matelassée, portant sur le bord supérieur des rubans, pour la fixer sur l'atelle interne. A sa partie inférieure est placé un treuil disposé à angle droit, fixé par trois vis sur sa face externe ; le cylindre du treuil est armé de deux pointes inclinées pour recevoir les deux extrémités du lac ; une gar-

____

(1) *Journal général de Médecine*, rédigé par Sédillot, tome 24, p. 29.

niture, composée de deux lanières destinées à
être placées sur les parties latérales de la jambe,
sont traversées supérieurement, et inférieurement
par deux lanières terminées par une boucle,
placées de manière à entourer les parties inférieure de la cuisse et de la jambe, les deux lanières latérales se terminent par une espèce d'é-
trier qui reçoit un anneau, dans lequel passe
le lien qui doit être fixé sur le treuil (1).

L'appareil de Pieropan offre cela d'avantageux ou de désavantageux, que la cuisse et la
jambe ne sont point renfermées dans des atelles;
la contre-extension est prise sur le bassin entouré d'une ceinture en forme de brayer maintenu par des sous-cuisses, et l'extension s'o-
père au moyen d'une corde fixée d'une part,
aux deux côtés interne et externe d'un brode-
quin lacé à la partie inférieure de la jambe,
de l'autre dans une boîte garnie d'un double
cylindre, qu'une manivelle fait mouvoir, un glossocome, tige de fer, terminée à angle droit
à sa partie inférieure, et qui sert d'arc boutant,
est appliqué sur la partie latérale du membre,
et, d'une part, est assujetti à la ceinture, de
l'autre, à la petite boîte où sont les deux cylindres ; ainsi, autour du bassin, une ceinture,
à la partie externe du membre, une tige de fer,
à la partie inférieur de la jambe, un brode-
quin, en dedans et en déhors de celui-ci, un

-----

(1) Thillaye , *Traité des Bandages*. L'appareil de
J.L. Petit n'est point inséré dans ses œuvres.

anneau pour recevoir une corde qui est fixée à un double cylindre, une manivelle pour graduer l'extension, telles sont les pièces qui composent l'appareil de Pieropan.

M. Rampont, chirurgien à Chablis, a modifié le bandage de Desaut; il s'est proposé, dans ses corrections, de diriger, par l'application sur la plante du pied d'une semelle de bois un peu plus large que cette surface, la puissance extensive parallèlement à l'axe du membre. Le point d'appui pour la contre-extension est pris sur le côté du bassin et sur la cuisse opposée à la fracture, au moyen d'un caleçon de toile forte, très-juste, et fixé à une ceinture, dont la portion libre passe au-dessus du trochanter du fémur fracturé cette portion supporte un gousset renversé, dans lequel doit être engagée l'extrémité supérieure de l'atelle externe. C'est par la simple application, sur la plante du pied, d'une semelle de bois un peu plus large que cette surface, que la puissance extensive agit parallèlement à l'axe du membre. Un coussinet embrasse le coup-de-pied; sur les côtés, sont solidement fixés les bouts d'un fort ruban qui passe sur la semelle; enfin, on engage, entre celle-ci et le ruban, un autre lacs qu'on fait agir sur l'extrémité inférieure de l'atelle externe, au moyen de la mortaise et de l'échanchrure qui s'y rencontrent.

M. Gérard de Gand a proposé, pour l'extension continuelle, un appareil mécanique en bois assez compliqué : la puissance extensive agit parallèlement à l'axe du membre au moyen d'un cylindre tournant ; et l'immobilité du bassin résulte surtout d'une pression latérale exercée sur les deux fosses illiaques, préalablement matelassées, par les extrémités supérieures de deux atelles très-fortes, unies, en bas par une traverse, et à l'une desquelles est fixé le membre sain qui doit faire corps avec l'appareil (1).

Trois pièces principales composent l'appareil extensif de M. Brunel, une ceinture, un étrier et une atelle brisée. La ceinture destinée à fixer le bassin sur lequel doit se faire la contre-extension, est faite d'une lanière de cuir de soixante-quinze centimètres (deux pieds huit pouces) de long, sur cinq centimètres (deux pouces) de large, cousue sur une garniture de laine, couverte de peau de chamois. La lanière porte une boucle à une de ses extrémités, et se prolonge à l'autre dans l'étendue de vingt-un centimètres (huit pouces); deux sous-cuisses fort larges, faits de cuir et couverts en chamois, fixés obliquement à la partie inférieure de la ceinture ; au-dessus de chaque sous-cuisse est placé un gousset fait de cuir, dont l'ouverture est tournée en bas, pour recevoir la partie supérieure de l'atelle.

L'étrier est composé d'un petit matelas de laine, recouvert en chamois piqué, long de cinquante-six centimètres (vingt-un pouces), et

____

(1) *Journal de Médecine*, rédigé par Sédillot.

large de six centimètres (deux pouces et demi).
Sur toute la longueur de cette pièce, est cousu
un fort ruban de fil de cinq centimètres de large;
et qui se prolonge de vingt-sept centimètres au-
delà d'une de ses extrémités. Deux autres pièces
de même matière sont fixées sur son bord inférieur, et laissent entre elles un intervalle de
huit centimètres. Chacune de ces pièces a six
centimètres; de long sur cinq de large, deux
fort rubans, de fil de deux centimètres de large,
sont cousus sur la pièce qui doit faire l'étrier,
et sur toute l'étendue des garnitures qui doivent être placées sur les malléoles, au-delà desquelles ils se prolongent dans l'étendue de trente-
deux centimètres : chaque ruban est passé dans
une mortaise pratiquée à chaque extrémité d'une
petite planche de dix centimètres de long, on
coud ensemble les deux rubans jusqu'à leurs
extrémités, qui sont enfermées dans une petite
pièce de fer-blanc.

La troisième pièce de cet appareil est formée
d'une atelle brisée, terminée par un tourniquet.
Cette atelle est divisée en deux pièces réunies avec
une charnière, pour changer à volonté la pièce supérieure.

L'appareil disposé, on entoure le bassin avec
la ceinture que l'on fixe sur le pubis, et que l'on
maintient par les deux sous-cuisses; on place à
la partie postérieure de la jambe la garniture
extensive, dont on entoure l'extrémité inférieure
de la jambe, pour l'entrecroiser en forme d'étrier
sur le dos du pied, et la fixer solidement avec des

épingles. Le membre entouré des pièces d'appareil, les atelles mises dans le drap fanon, et rapprochées sur le membre, on introduit la partie
supérieure de l'atelle externe dans le gousset de
la ceinture ; on place les coussins, et l'on met une
troisième atelle sur la partie antérieure de la
cuisse, et on les fixe avec huit liens : on passe
sur la poulie le lien extensif, et on introduit la
petite pièce de fer blanc qui en réunit les deux
extrémités dans l'ouverture qui est sur la clef
entre les deux platines du tourniquet.

M. Thillaie a employé l'atelle extensive de
M. Brunel avec beaucoup de succès dans les fractures du fémur, en surveillant pourtant les différentes pièces qui peuvent exercer une compression plus ou moins forte sur les parties (1).

L'appareil à extension de M. Roché de Brest
est très-analogue à celui de Brunel ; l'atelle n'est
point brisée, et le tourniquet est en bois.

Celui de M. Jacquin, de Valence, repose sur
les mêmes bases que celui de Desaut, très-mal-
adroitement critiqué par l'auteur. L'extension se
fait directement sur une traverse inférieure,
carrée, longue de sept à huit pouces. Les deux
atelles, externe et interne, concourent à faire
l'extension et la contre-extension. L'externe agit
de la même manière que celle de Desaut, avec
cette différence, qu'étant plus longue, elle oppose
peut-être moins de résistance. Dans le milieu de
cette atelle externe, il existe deux mortaises pa-

----

(1) *Traité des Bandages.*

rallèles et séparées par une cloison assez forte. Elles sont destinées à recevoir les chefs antérieur et postérieur d'un lacs, dont le milieu appuie sur une échancrure qu'on remarque à l'extrémité supérieure de l'atelle interne. Les chefs dirigés très-obliquement en bas et engagés chacun dans leur mortaise respective, sont fixés au moyen d'un nœud sur cette cloison : les deux atelles étant réunies en bas par une traverse, forment un point d'appui sur lequel sont noués les quatre chefs de deux bandes fixées latéralement au moyen d'un bandage roulé au-dessus des malléoles ; le reste de l'appareil est entièrement conforme à celui de Desaut (1).

Rien de plus simple que la manière dont quelques chirurgiens du nord font l'extension continuelle. Brunninghausen assujétit, par une espèce d'étrier, la jambe du côté malade, contre celle du côté sain, et emploie celle-ci comme une atelle. Hagendorn fixe, contre l'extrémité saine, une longue et forte atelle de bois, qui s'étend du grand trochanter jusqu'à la plante du pied. Au bas de cette atelle, est solidement assujétie une planche en travers, à laquelle on attache les deux pieds (2).

La machine à extension continuelle de M. Fine

---

(1) Extrait du rapport fait à la Société de Médecine, par M. Léveillé, sur le mémoire de M. Jacquin.

Journal de Médecine, rédigé par M. Sédillot, tom. XXIII.

(2) *Instruction pour traiter sans atelles les fractures des extrémités*, traduit de l'allemand du docteur Sauter, par Mayor, in-8°., pag. 43.

me paraît être la plus parfaite de celles qui ont été proposées jusqu'à ce jour. Voici les avantages que son auteur lui reconnaît et qu'on ne peut guères lui contester. 1°. L'appareil peut servir pour les deux côtés; 2°. on peut l'employer pour les grandes comme pour les petitespersonnes. Les mêmes atelles sont susceptibles d'être allongées et raccourcies. 3°. Les puissances extensives et contre-extensives sont appliquées sur les membres supérieur et inférieur au siége de la fracture. 4°. L'action de ces puissances se fait parallèlement à l'axe ou à la longueur de l'os fracturé et s'exerce sur des surfaces les plus larges possibles. 5°. L'extension et la contre-extension peuvent se graduer aussi lentement et par degrés aussi insensibles qu'on peut le désirer, par le moyen d'une vis adaptée à l'extrémité de l'appareil. 6°. Un cerceau, également adapté à cette extrémité, a pour but de préserver le pied du poids des couvertures, et d'empêcher la rotation en dehors. Tous les malades peuvent supporter cet appareil sans courir le danger d'escarres gangreneuses aux malléoles et au pli de l'aine. Des cinq personnes sur lesquelles M. Fine l'avait employé lors de la publication de son mémoire, l'une avait près de quatre-vingts ans, l'autre quatre-vingt-onze. La partie de l'appareil à laquelle il doit sur tout ce précieux avantage, est un bas de peau lacé, qui s'étend depuis le milieu de la cuisse fracturée jusqu'aux orteils (1).

____

(1) Mémoire sur un nouvel appareil à extension permanente, pour la fractur du col du fémur, par M. Pierre

Je ne puis décrire tous les appareils à extension continuelle ; quelques-uns d'entre eux sont extrêmement ingénieux. Celui décrit dans une thèse soutenue à Montpellier par M. Fournier, quoique bien moins parfait que les précédens, n'est pas cependant sans mérite : mais il en est qui ne sont que de grossières combinaisons de la machine de M. Boyer et du bandage de Desaut.

Le bandage de Desaut, corrigé, est préférable par sa simplicité à toutes les machines. M. Baumers, en lui faisant subir un certain nombre de modifications, l'a porté au dernier degré de perfection possible, et je ne sais aucun cas de fracture du fémur, dans lequel il ne puisse parfaitement convenir.

La correction principale faite par M. Baumers au bandage de Desaut, consiste en une traverse qui passe par deux ouvertures, dont sont percées les extrémités inférieures des atelles ; elle doit être d'un bois assez dur pour résister à l'effort de la puissance extensive, et d'une longueur telle qu'étant en place, elle dépasse un peu les atelles. Cylindrique dans son milieu, elle est quadrilatère dans le reste de son étendue, et exactement proportionnée aux ouvertures des atelles. C'est sur elle que s'exerce l'extension. Alors la puissance extensive agit rigoureusement suivant la direc-

---

Fine, chirurgien en chef de l'hopital général de Genève, etc. *Journal de Médecine, Chirurgie, Pharmacie,* etc. par MM. Corvisart, Leroux et Boyer, mai 1812, tom. 24, pag. 140.

tion de l'os, pour entraîner le fragment inférieur,
et n'agit plus comme dans le bandage de Desaut,
dans une direction oblique, en bas, en arrière
et en dehors. La puissance contre-extensive n'est
pas moins bien disposée dans l'appareil à extension corrigé par M. Baumers : le chef postérieur
du sous-cuisse n'a que la légère obliquité nécessaire pour aller du pli interne de la cuisse, en
passant près de la marge de l'anus, s'attacher à
la ceinture au niveau de la tubérosité sciatique ;
le sous - cuisse, serré sur un coussinet, n'a qu'un
court trajet à parcourir, et ne peut se déranger
que difficilement.

Un bandage de corps, placé entre l'atelle
externe qui tend à remonter, et le sous-cuisse
qui s'y oppose, est fixé fortement contre le bassin,
au moyen de rubans de fil engagés dans des boucles. Il est immobile.

Une boucle, dont le lacs extenseur est armé,
permet de graduer l'extension (1).

La simple position, sans aucun bandage, suffit-
elle dans les ruptures de la rotule, ou faut-il
absolument maintenir les fragmens réunis? Telle
était la question agitée par divers praticiens.
Desaut, prouva que la consolidation est d'autant
plus parfaite, d'autant plus régulière, que les
fragmens sont mis dans un rapport plus intime.
Son bandage, un peu compliqué, n'offre point

---

(1) La Société de Médecine, d'après le rapport de
M. Deschamps, a arrêté que le mémoire de M. Baumers pourrait être utilement employé dans le volume de
ses actes qu'elle prépare.

autant d'avantages que l'appareil de M. Boyer.

Peu de chirurgiens ont eu autant de succès dans la réduction des luxations ; il semblait qu'aucune ne dût lui résister, il en réduisait au bout de trois mois et même plus tard. Il a beaucoup perfectionné la théorie et la therapeutique des luxations de l'humerus, du fémur, de la rotule, de la machoire inférieure, et prouvé que les luxations compliquées du pied, ne sont point aussi dangereuses que J. L. Petit l'a prétendu en recommandant d'amputer dans les vingt-quatre heures.

Le traitement des maladies des voies urinaires est la partie brillante des travaux de Desaut. Il avait acquis, par une longue expérience, une telle habitude de sonder, qu'il était tenté de proscrire entièrement ces opérations douloureuses que les chirurgiens pratiquent lorsqu'un obstacle insurmontable s'oppose à l'écoulement des urines. Plusieurs de ses éléves assurent qu'il se confiait trop dans sa méthode, et que, s'opiniâtrant à vouloir faire pénétrer la sonde dans la vessie, il eut plusieurs fois le malheur de pratiquer des fausses routes.

Il simplifia beaucoup le traitement des plaies de tète. Le trépan était employé dans les cas les plus simples, il démontra l'insuffisance des signes qui indiquent son application, insista sur ses dangers, et le proscrivit presqu'entièrement. On serait en droit de blâmer sa méthode, si l'expérience n'en avait fréquemment prouvé les avantages. Cependant, on pense qu'il a trop exagéré les inconvéniens du trépan , et pas assez senti son utilité. Les heureux effets qu'il avait obtenus de l'émétique , le persuadèrent que l'irritation locale , produite par le tartrite antimonié de potasse, pouvait s'opposer aux dispositions inflammatoires du cerveau , et des meninges. Il est un milieu à prendre entre Quesnay , qui veut qu'on ait recours au trépan dans presque tous les cas de fracture au crane , et Desaut , qui ne voit que des dangers dans l'emploi de cette opération (1).

Desaut à proposé un procédé nouveau pour la fistule lacrymale, supérieur à celui de J.-L. Petit. Plusieurs praticiens le pratiquent tel qu'il le décrit, d'autres le combinent avec celui de Scarpa. Il consiste en général , tantôt à inciser le sac, à désobstruer le canal, et à passer ensuite le fil servant à retirer un seton qui doit faire, pendant le traitement , ce que Petit opérait avec ses bougies ; tantôt à élargir, seulement avec les bougies , l'ouverture fistuleuse et le canal sans aucune incision , et à passer ensuite le seton.

Son kiotome , lame tranchante cachée dans une gaine échancrée près de l'une de ses extrémités , et que l'on fait saillir à volonté, en pressant sur le bouton qui fait saillie hors de l'autre extrémité de la gaine , est encore l'instrument

(1) Lisez sur ce sujet les intéressantes considérations de Girand , sur les plaies de tête. — *Mémoire de la Société médicale d'émulation*, tome II , pag. 315. — Ce jeune chirurgien , digne élève de Desaut , fut enlevé par une mort prématurée ; Manoury, qui comme lui annonçait un sujet distingué, éprouva le même sort.

employé par la rescision des amygdales squir-
reuses. Desaut a prouvé l'efficacité de la compression dans le traitement des ulcères variqueux, et de ces squirrosités du rectum dont
on a récemment constaté l'analogie avec l'éléphantiasis (1). Un appareil simple et sûr a été
substitué par lui à celui de Louis, pour l'opération du bec de lièvre.

Ce chirurgien est l'auteur de deux procédés
opératoires pour la fistule à l'anus, souvent
employés, l'un par la ligature, l'autre par
concision. Premier procédé, ligature. Les
instrumens qu'il exige dans le cas de fistule
complète peu profonde sont, 1°. un stilet assez
mince obtus à son extrémité. 2°. Une canule
qui s'adapte exactement sur ce stilet. 3°. Un
fil de plomb ordinaire. 4°. Une très-petite canule
échancrée sur chacun de ses côtés ; mais si la fistule est trop profondément située pour que le doigt
puisse amener le fil au dehors, l'opérateur se sert
d'une pince d'une construction assez compliquée.
Lorsque le chirurgien l'abandonne à l'action d'un
ressort placé entre ses branches, ses mords s'é-
cartent, et il en résulte une espèce de cul-de-sac
dans lequel se fixe l'extrémité du stilet introduit
dans le rectum par la fistule, alors un aide
introduit la canule, dont les bords, guidés par le
stilet, se placent d'eux-mêmes sur les côtés de la
fente ; le stilet, destiné uniquement à conduire

---

(1) L'expérience n'a pas reconnu du tout ces avantages
de l'application de la compression aux squirrosités du rectum.

la canule, devenue inutile; l'aide le retire pour passer, à sa place, le fil de plomb dans la canule que le chirurgien a soin de tenir bien perpendiculaire à la largeur de la pince : précaution sans laquelle le bout de plomb, au lieu de s'engager dans la fente, pourrait s'arrêter sur un de ses côtés. Mais, comme Desaut s'aperçut que la membrane interne de l'intestin pourrait aussi s'engager dans la fente, et être facilement déchirée, il disposa la pince de manière que, lorsque l'instrument était ouvert, un prolongement des mords fermait toute ouverture postérieure, et ne laissait que le cul-de-sac antérieur, nécessaire seul à l'opérateur. Bichat croyait qu'on éviterait plus sûrement encore la lésion de l'intestin, en se servant d'un gorgeret concave d'un côté, convexe de l'autre, terminé par un cul-de-sac où se trouve un petit trou destiné à recevoir le fil de plomb, creusé intérieurement d'une gouttière dans laquelle glisse une tige de métal qui, poussée intérieurement, fixe et arrête le fil.

2.ᵐᵉ Procédé. Incision. — Les instrumens nécessaires pour l'exécuter, sont : un bistouri droit à lame longue, une sonde cannelée mousse et sans cul-de-sac, et une espèce de gorgeret de bois concave sur l'une de ses faces, arrondi en bas et terminé par un cul-de-sac où doit s'engager la sonde. Introduit dans l'intestin, il sert de conducteur au bistouri qui coupe sur lui tout le trajet fistuleux, sans craindre de blesser la paroi opposée du rectum.

L'invention de ce gorgeret n'est point due à Desaut, elle appartient à Marchettis. Rau, Heister, Runge, l'ont mis en usage. Mais le gorgeret de Marchettis était en métal, de là, l'indispensable nécessité de le garnir. Celui de Desaut, construit en bois, est plus simple et moins dispendieux. Le malade, couché sur le bord de son lit garni d'un drap replié en plusieurs doubles, sur le côté correspondant à la fistule, le tronc fléchi sur le bassin, etc. ; un aide est chargé d'écarter les fesses en soulevant celle qui est opposée à la fistule. Le chirurgien introduit dans l'anus l'indicateur gauche enduit de cérat, en tourne la face palmaire du côté de la fistule, prend de l'autre main la sonde cannelée qu'il introduit et pousse dans le trajet fistuleux, en la conduisant avec le doigt placé dans l'intestin. Si la fistule est complète, et son orifice interne dans le point le plus élevé de la dénudation, il fait passer la sonde par cet orifice. Au contraire, dans le cas de fistule complète avec dénudation de l'intestin au-dessus de l'orifice interne, il pousse la sonde jusqu'à ce qu'avec et à travers les parois amincies du rectum, il la sente parvenue au haut de l'endroit dénudé. Il retire le doigt, porte à la place le gorgeret de bois légèrement enduit de cérat sur sa convexité, et engage, par de petits mouvemens latéraux, le bout de la sonde dans son cul-de-sac, soit immédiatement lorsqu'elle a passé par l'orifice fistuleux, soit médiatement en poussant devant elle la membrane de l'intestin. Lorsqu'il y a

dénudation au-dessus , et que la fistule est externe , le gorgeret est confié à un aide qui le
retient fortement en l'écartant de la sonde
cannelée ; tandis que le chirurgien conduit sur
cette sonde, qu'il tient lui-même, le bistouri
long et étroit qu'il enfonce jusqu'au gorgeret , et
avec lequel il coupe, d'un seul coup de dedans
en dehors , et sans danger de blesser les autres
parties, tout ce qui se trouve compris entre le
trajet fistuleux et l'anus. Pour s'assurer que
rien n'est resté à inciser, il fait glisser, de bas
en haut, le bout de la sonde le long de la
cannelure du gorgeret ; s'il sent de la résistance ,
le bistouri, conduit de nouveau sur la cannelure , incise les parties qui lui ont échappé la
première fois, et alors la sonde est librement
ramenée au dehors , et le gorgeret est retiré.
Le pansement consiste à introduire, entre les bords
de la plaie , une grosse mèche de charpie destinée à les tenir écartés ; on la renouvelle toutes
les vingt-quatre heures.

Desault a démontré combien on abusait de
la trachéiotomie, et que dans bien des cas, on
pouvait y suppléer par l'introduction de sondes
de gomme élastique, et que lorsque l'opération
était indispensable, la laringotomie était bien
plus facile à pratiquer et bien moins dangereuse
que l'ouverture de la trachée artère. Je ne m'arrêterai point sur ses réflexions pratiques, procédés nouveaux, relatifs à l'art de nourrir arti-
ficiellement les malades chez lesquels la dé-
glutition est empêchée (en leur passant une

sonde de gomme élastique dans l'ésophage) , aux dangers ou plutôt à l'impossibilité d'extirper la glande thyroïde, aux anus contre nature, etc. Son procédé , pour la ligature des hernies ombilicales , est analogue à celui qu'employait Saviard : l'enfant sur lequel se pratique l'opération doit être couché sur le dos, les cuisses un peu fléchies, la tête penchée sur la poitrine. Le chirurgien réduit les parties échappées par l'ouverture et formant la tumeur , les contient avec le doigt, soulève les parois de la poche herniaire , les fait glisser entre ses doigts pour s'assurer qu'aucune partie ne reste dans le sac : certain que les parties qu'il soulève ne sont autres que la peau et le sac, il charge un aide de faire, autour de leur base , plusieurs circulaires avec un fil de lin ciré d'une médiocre grosseur, fixés à chaque tour par un double nœud, et serrés de manière à n'occasionner qu'une douleur peu considérable.

La tumeur, ainsi soulevée, est enveloppée d'un matelas de charpie, etc.

Les procédés que Desaut a proposé pour la ligature des polypes, des fosses nasales , ont fait entièrement oublier ceux de Levret.

On guérit les polypes utérins par divers procédés : le caustique a été conseillé par Celse, Juncker , Verduc; l'excision par Fabrice d'Aquapendente, Dionis, Platner. On a proposé successivement l'usage de tenailles incisives, l'arrachement. Levret fit adopter un traitement plus rationel.

L'instrument dont il se servait est composé de deux cylindres d'argent creux, adossés et soudés l'un à l'autre dans toute leur étendue, terminés supérieurement en larme, portant inférieurement deux anneaux sur les côtés ; leur usage est d'introduire, à la partie supérieure du vagin, l'anse d'un fil d'argent, dans lequel on engage le polype, et qu'on serre ensuite en tordant les deux extrémités du fil. Levret substitua un autre instrument à celui que je viens de décrire ; il est également formé de deux tuyaux d'argent, mais séparés l'un de l'autre et assemblés comme une pince à anneaux, avec la différence qu'ils sont plus ou moins recourbés pour s'adapter à la forme de la tumeur. Un fil de lin ; destiné à former l'anse, est passé dans chacun de ces tuyaux.

David substitua aux instrumens de Levret deux tiges d'acier polies et percées obliquement sur leur partie supérieure, pour laisser passer un fil. A un demi-pouce de là, est, de part et d'autre, un rétrécissement qui, quand les deux tiges sont réunies, est destiné à être reçu dans deux canules d'argent. La première est longue de quatre pouces et terminée par deux oreilles creuses pour recevoir, de chaque côté, le fil qui passe par les trous obliques des deux tiges d'acier ; la deuxième, longue de deux pouces, se termine par un tourniquet à un cric dont l'arbre est percé, pour recevoir à demeure le bout de chaque fil.

Un ancien chirurgien-major du régiment d'Eptingen, Heck, ayant reconnu les inconvéniens de la torsion du fil d'argent dans le procédé de Levret, imagina d'étrangler le polype en diminuant l'anse par degrés, au moyen d'un tourniquet qu'il adapta à l'instrument.

Celui d'Herbiniaux, chirurgien de Bruxelles, est composé de deux pièces principales, toutes deux courbées, et que l'on place l'une sur l'autre lorsqu'on l'introduit jusqu'au pédicule du polype. La première se nomme le constricteur, et l'autre l'accessoire ou le conducteur de l'anse. Le constricteur est en deux parties : l'une est la canule, l'autre la boîte du tourniquet qui s'adapte à la canule. Celle-ci est creuse, et donne à son extrémité passage aux deux extrémités du lien. Un peu au-dessous de l'endroit où cesse la courbure de cette canule, sont deux petits ailerons qui empêchent le conducteur de l'anse de vaciller lorsqu'on introduit les deux pièces placées l'une sur l'autre ; le conducteur de l'anse contient un stylet œuillé au travers duquel le fil ou lien est passé.

Levret blâma le constricteur d'Herbiniaux, ce lui-ci déclama contre les tuyaux croisés de Levret (1).

Je ne connais aucun constricteur plus simple et plus méthodique dans son action que celui de M. Bouchet, le père. Un chirurgien allemand, le docteur Sauter, a modifié cet instrument que je décrirai ailleurs.

____

(1) *Encyclopédie méthodique.* — Explication des planches.

Le procédé de Desaut, pour la ligature des polypes utérins, est beaucoup plus simple (1), plus facile que ceux que je viens d'indiquer. Les instrumens qu'il exige sont au nombre de trois : les deux premiers sont destinés à porter dans le vagin ou la matrice, l'anse de la ligature que le troisième doit tenir constamment serré jusqu'à la chute dupolype. Le porte - nœud est une simple canule d'argent, longue d'environ sept pouces, légèrement recourbée pour s'adapter à la forme convexe du polype. Il offre à son extrémité infémité inférieure, deux anneaux pour arrêter le fil à l'instant où l'on porte l'instrument dans le vagin. L'autre extrêmité est terminée par un bouton ovoïde creusé en entonnoir. Le second porte-nœud est aussi une canule d'argent, longue d'environ cinq pouces, légèrement courbée, renfermant une tige d'argent bifurquée à son extrémité supérieure, et terminée par deux demi-anneaux, d'où résulte un anneau complet lorsque les branches sont rapprochées. Lorsque rien ne les contient, ces branches s'écartent en vertu de leur élasticité, on les réunit en faisant glisser sur elles la canule du porte-nœud. A l'autre extrêmité de la tige, on remarque une échancrure destinée à arrêter un des chefs de la ligature pendant une partie de l'opération. Le troisième instrument est le serre-nœud, tige d'argent terminée supérieurement par un anneau où l'on passe les deux

---

(1) Sa description est tirée eu partie des *OEuvres chirurgicales de Desaut.*

chefs de la ligature, qui viennent ensuite s'attacher à une échancrure qu'offre l'extrémité inférieure de la tige. Il convient que le chirurgien
ait des serre-nœuds de longueur différente, suivant les cas. Avant l'opération, on réunit les
deux anneaux, on fait passer dans le cercle qui
résulte de leur rapprochement l'un des chefs d'une
ligature faite d'un fil ciré long de deux pieds,
on fixe l'extrémité de ce chef à l'échancrure de
la tige, et on fait passer le second chef de la ligature qu'on a soin de laisser plus long que le précédent dans la canule, on l'attache à l'un de ses
anneaux.

La malade, couchée en travers, sur un lit élevé, bien assujétie, le chirurgien introduit les
deux porte-nœuds parallèlement l'un à l'autre
entre la tumeur et les parois du vagin, du côté
où se rencontre le moins de résistance, le fait
glisser par de petits mouvemens latéraux jusqu'à
la partie supérieure du pédicule, et détache le
chef de la ligature fixée à l'anneau de la canule;
prend de la main gauche le porte-nœud qu'il
tient immobile, tandis que, saisissant de la droite
la canule, et lui faisant décrire la circonférence
de la tumeur, il forme une anse autour du pédicule avec le chef de la ligature qu'il a détaché. La
canule ayant été ramenée vers le porte-nœud, le
chirurgien change ces instrumens de main, les
fait croiser de manière que les chefs de l'anse
qu'entraîne après lui le premier, passe audessus
de celui que le second retient. Ce premier chef
arrêté ainsi, et par le second et par l'anneau du

porte-nœud, né peut descendre pendant qu'on
retire la canule : on enlève celle-ci, et on détache
le chef de la ligature qui est fixé à l'échancrure,
et qui alors n'est plus retenu que par l'anneau.
Le chirurgien choisit un serre-nœud d'une longueur proportionnée à la hauteur du polype, et
ayant introduit dans l'anneau les deux chefs de la
ligature, il pousse l'instrument jusqu'à la partie
supérieure du pédicule, où ces deux chefs se
croisent. Il retire un peu en bas la canule du
porte-nœud dont les deux branches s'écartent :
l'anneau s'ouvre, laisse échapper le fil qu'il retenait, et permet ainsi de retirer cet instrument
devenu inutile. Le porte-nœud dégagé, on passe
encore en haut le serre-nœud, pendant qu'on tire
à soi les deux chefs de la ligature ; et lorsque, de
cette manière, l'anse est suffisamment serrée, on
augmente la constriction à mesure que le pédicule
étranglé s'affaisse.

Bichat a simplifié le procédé de Desaut, en diminuant le nombre des instrumens que son procédé exige. Les siens sont 1°. une canule semblable à celle de Desaut. 2°. Un serre-nœud qui
peut à volonté être allongé ou raccourci.

Le procédé de Desaut pour l'extirpation des
polypes des fosses nasales est beaucoup plus simple
que celui de Brasdor. L'appareil comprend une
canule destinée à porter la ligature autour du
polype, longue d'environ sept pouces, recourbée à une de ses extrémités, terminée par deux
anneaux à l'autre, creuse et en argent. Un serre-
nœud, terminé supérieurement par un anneau où

l'on passe la ligature, une sonde de gomme élastique, d'un petit calibre, et armée de son stylet, une ligature longue d'un pied et demi, formée par deux fils cirés et cordés ensemble, une anse de fil simple longue d'un pied.

On introduit dans l'une des narines antérieures la sonde armée de son stylet; on la porte derrière le voile du palais, et ensuite dans l'arrière-bouche; en relevant le manche on en saisit l'extrémité et on la ramène au dehors, après avoir retiré le stylet. Les deux extrémités de la sonde sortant, l'une par la bouche, l'autre par le nez, sont confiées à un aide, et on fixe à la première l'un des chefs de la ligature et les deux bouts de l'anse; le chirurgien reprend la sonde, la retire par les narines, et avec elle, les fils qui y sont attachés. Il délie les fils, les fait tenir hors du nez par un aide qui fixe en même temps à la commissure des lèvres l'anse sortant par la bouche avec l'un des chefs de la ligature qu'on laisse libre; il passe ce chef dans la canule, qu'il fait glisser derrière le voile du palais, jusqu'à la base du polype. Portant ensuite tout autour cette base l'extrémité du porte-nœud, il décrit avec la ligature une anse dans laquelle elle se trouve renfermée; il prend l'anse retenue à la commissure des lèvres, la fait passer sous le porte-nœud, et saisissant ensuite les deux bouts qui sortent par les narines, il les retire à lui. L'anse tirée en haut glisse le long du porte-nœud, rencontre, à la base du polype, les chefs de la ligature qui a servi à la circonscrire, et l'entraîne avec elle en dehors, par les narines antérieures. On retire la canule, devenue inutile ; les deux chefs de la ligature sont passés dans l'anneau du serre-nœud, qu'on fait glisser sur le plancher des fosses nasales jusqu'au pédicule du polype, qui est étranglé avec plus ou moins de force. Le serre-nœud resté dans les fosses nasales sert à augmenter la constriction exercée par la ligature.

Desaut n'a rien écrit, si ce n'est la thèse latine où il propose une modification du gorgeret de Haukins. Ses procédés opératoires et ses observations pratiques ont été recueillis et publiés par son élève Bichat. Ce grand chirurgien, à jamais l'orgueil de la chirurgie française, mourut en 1795, d'une fièvre pernicieuse, dont les progrès furent extrêmement rapides (1).

Un homme non moins célèbre que Desaut, dont il avait été l'élève, et auquel il devait peu survivre, un homme immortel par de brillantes découvertes, dans un âge qui, communément, est encore celui de l'étude, Xavier Bichat, n'a point consacré tous ses travaux à l'anatomie et à la physiologie ; la chirurgie lui doit, outre la pu-

---

(1) Desaut (Pierre-Joseph), *Journal de Chirurgie*, *Paris*, 1791 ; 4 vol. in-8°.

Idem. *OEuvres Chirurgicales*, 3 vol. in-8°., Paris 1801.

Avec Chopart. — *Traité des Maladies Chirurgicales et des opérations qui leur conviennent*, 2 vol. in-8°., Paris, 1794.

— *De calculo vesicæ, eoque extrahendo, prævia sectione ope instrumenti Haukensiani, auctore. P.-J. Desaut, Paris 1776, in-4°.*

blication des œuvres de Desaut, trois mémoires intéressans sur différens procédés opératoires. Il décrit dans le premier une nouvelle espèce de trépan, propose dans le second une modification du procédé de Desaut, pour la ligature des polypes utérins, et enfin prouve dans le troisième, par l'examen anatomique et l'observation, l'impossibilité du déplacement dans les fractures de la clavicule, et l'inutilité, dans ce cas, du bandage de Desaut. Il a modifié le procédé opératoire de ce chirurgien, pour la fistule lacrymale (*Mémoires de la Société médicale d'émulation*, tome II. *OEuvres chirurg. de Desaut*, tome II.).

Bichat naquit à Thoirète, département de l'Ain, le 11 novembre 1771, et mourut à Paris en 1802.

Chopart survécut peu à Desaut, avec lequel il fut lié d'une amitié constante. On doit à ces chirurgiens réunis, un traité des maladies chirurgicales et des opérations qui leur conviennent. Ouvrage incomplet, composé à une époque où leur expérience était encore peu étendue, mais cependant remarquable par l'exactitude avec laquelle l'histoire des maladies et des procédés opératoires est tracée. L'article consacré aux hernies est excellent.

Chopart rédigea seul son traité ex-professo des maladies des voies urinaires, où il disposa, avec méthode, une foule de faits curieux; c'est un des ouvrages les plus connus et les plus dignes de l'être.

Il conçut l'ingénieuse idée de l'amputation partielle du pied, dans un cas où la maladie qui nécessitait l'opération avait désorganisé les orteils et une portion du métartase. Ce procédé offre le précieux avantage de conserver au pied une étendue suffisante pour que le malade puisse se passer d'un membre artificiel. Ou ampute dans la ligne articulaire qui sépare l'astrugale et le calcanéum du scaphoïde, du cuboïde et des os cunéiformes.

Les détails de l'opération que Chopart pratiqua sont consignés dans la Médecine éclairée par les sciences physiques, journal rédigé par Fourcroy, et ont été publiés par M. Lafiteau. « Il fit » d'abord (Chopart) deux incisions latérales, » l'une au côté interne et l'autre au côté externe » du pied, depuis les articulations du calca- » néum avec le cuboïde et de l'astragale avec le » le scaphoïde jusqu'à la tumeur. Ensuite il fit » une section transversale qui joignait l'extré- » mité antérieure des deux incisions. Le lam- » beau formé par ces trois incisions ayant été » disséqué jusqu'à sa base, M. Chopart coupa » en travers les tendons des muscles extenseurs » des orteils, le muscle pédieux, et les ligamens » tant supérieurs que latéraux, qui unissent l'as- » tragale au scaphoïde et le calcaneum au cu- » boïde. Ensuite il luxa ces os en abaissant la » pointe du pied, ce qui lui donna la facilité de » porter son bistouri entre les os et les parties » molles de la plante du pied, qu'il coupa de » derrière en devant, de manière à former un » lambeau inférieur un peu plus long que le su- » périeur. »

L'amputation partielle du pied a été faite trois ans avant Chopart, par un des plus célèbres chirurgiens de la capitale, qui en revendique l'honneur, peut-être un peu tard. Elle a subi depuis différentes modifications. M. Richerand ne forme qu'un lambeau qu'il taille dans les parties molles de la plante du pied. L'un de meilleurs écrivains et de nos plus grands chirurgiens, M. Roux, a fait remarquer que l'articulation qu'il faut ouvrir est placée immédiatement derrière la saillie que forme le scaphoïde à la partie interne du pied. L'amputation dans l'articulation tarso-métatarsienne a été proposée par M. Villermé. Cette dernière opération, quel que soit le procédé qu'on mette en usage, offre cet inconvénient capital, qu'elle est d'une extrême difficulté; il est question de suivre avec le couteau, sur un pied souvent ankilosé, carié, exostosé, la ligne flexueuse qui sépare les cuboïdes et les cunéiformes des cinq os métatarsiens.

M. Bouchet, chirurgien en chef de l'Hôtel-Dieu de Lyon, a fait, en 1813, une amputation partielle du pied très-ingénieuse. Un corps d'un poids énorme tombe sur le pied gauche d'une femme, et lui écrase les phalanges et les os métatarsiens des trois derniers doigts. M. Bouchet régularise la plaie par déchirure de la face dorsale du pied, plonge en travers le couteau inter-osseux dans la ligne qui sépare le cuboïde du cinquième os du métatarse, imprime à son instrument les différentes directions commandées par la disposition anatomique des parties, le fait sortir lon-

gitudinalement entre le second et le troisième os
métatarsien, lie les artères et réunit par première intention. Ce procédé conserva à la malade le premier et le second os du métatarse,
leurs phalanges et le tarse en totalité. L'opérée,
quoique confiée à mes soins, guérit très-bien,
et marche maintenant avec la plus grande facilité, en se servant d'un soulier ordinaire.

M. Bouchet me permettra-t-il de témoigner
ici mon regret de lui voir négliger la publication
des utiles corrections qu'il a fait subir à certains
procédés opératoires, et des cas rares et du plus
haut intérêt que lui ont fourni les nombreux
blessés traités dans l'Hôtel-Dieu de Lyon ? A
Paris quelle différence ! Un fait un peu singulier
se présente, aussitôt quelqu'un s'en empare et
en fait le sujet d'un volumineux mémoire : cet
autre conçoit laborieusement une insignifiante
modification d'un procédé opératoire excellent,
sur-le-champ il prend la plume, les presses gé-
missent, des milliers d'affiches proclament la
nouvelle découverte, un ami officieux, ou l'auteur lui-même, en fait un pompeux éloge dans
quelque journal, et le lendemain livre, auteur,
procédé, tout est oublié pour jamais.

Ce n'est pas sur l'invention de nouveaux modes opératoires que les chirurgiens doivent maintenant diriger leurs soins ; les grandes opérations
ont été ramenées à des procédés si simples,
l'art de l'opérateur a tellement été perfectionné
dans toutes ses parties, qu'on peut regarder cette

branche de la chirurgie comme entièrement épuisée.

Chopart écrivit sur la nécrose à une époque où cette maladie était peu connue, l'Académie de chirurgie couronna son excellente monographie sur les loupes (1).

Pierre Lassus, professeur à la Faculté de médecine, membre de l'Institut, etc., nous a laissé une Pathologie chirurgicale, dont la classification est fort peu méthodique; il traite successivement des inflammations, des abcès, des tumeurs séreuses, sanguines, enkystées, lymphatiques et fongueuses. Les déplacemens, les plaies, les vices de conformation ou de naissance, quelques maladies des yeux et les corps étrangers terminent son ouvrage, dans lequel on est fort étonné de ne pas trouver un mot sur les affections morbides de la continuité ou de la contiguité des os. Beaucoup de maladies sont traitées avec une concision qui laisse trop à désirer, les abcès sont décrits avec assez de soin; il en est de même des hydropisies, des tumeurs variqueuses hémorroïdales. Les articles tumeurs fongueuses sanguines, et tumeurs fongueuses du périoste, sont absolument neufs, et présentent un grand intérêt. M. Lassus admet plusieurs espèces de tumeurs fongueuses sanguines; les

____

(1) Chopart. — *De necrosi ossium*, in-4°.
Traité des maladies des voies urinaires, 2 vol. in-8°., Paris, 1794.

unes sont ces vices organiques que l'on apporte
en naissant, et qui consistent en de simples ta-
ches cutanées rouges, violettes, purpurines,
sans noirceur sensible et de couleur de lie
de vin : les autres également de naissance, d'un
volume quelquefois considérable et d'une forme
variée, ont aussi leur siége dans le tissu de la
peau; elles sont molles, indolentes, de couleur
violette ou d'un rouge foncé, recouvertes d'une
membrane très-mince, et présentent, quand on
les ouvre, une structure à peu près semblable
à celle d'une rate dont les vaissaux sanguins seraient variqueux. Certaines tumeurs sanguines
fongueuses ont leur siége dans le tissu cellulaire
sous-cutané. M. Lassus en a vu qui étaient aussi
grosses que la tête d'un homme adulte, elles ont
une dureté molle, donnent à un tact peu exercé
une sensation illusoire de fluctuation. D'abord
très-petites, elles acquièrent, avec le temps, un
volume considérable, et se forment spontanément, sans cause évidente ou par suite de contusion; elles sont ordinairement situées sur le
moignon de l'épaule ou entre les épaules, aux
extrémités supérieures et inférieures, partout où
il y a un tissu cellulaire lâche et abondant. Elles
sont formées par un tissu cellulaire devenu fongueux, et qui représente une portion de rate
gonflée de sang, et remplie de vaisseaux variqueux.

Les tumeurs fongueuses sanguines ont fourni
au professeur Pelletan, le sujet d'un excellent
mémoire, inséré dans la Clinique chirurgicale.

MM. Tartra et Maunoir ont également contribué à faire connaître ce genre intéressant de maladies, que quelques auteurs nomment tumeurs varicoso-anévrismales , d'autres fongus hématodes. Les Anglais appliquent cette dénomination à une variété du cancer.

Les tumeurs fongueuses du périoste se forment spontanément sans cause évidente ; ordinairement à la suite d'une contusion assez forte pour agir sur le périoste , le tuméfier, le rendre fongueux ; d'où résulte consécutivement le ramollissement , l'érosion et la destruction plus ou moins grande de l'os. Elles sont, dans leur principe, un peu dures, circonscrites , d'un petit volume , peu douloureuses, profondément situées sous la peau qui ne change pas de couleur. Quand on les comprime avec le doigt, elles n'en gardent pas l'impression comme dans l'œdême. Après avoir subsisté assez long-temps dans le même état, elles prennent subitement un accroissement rapide, se ramollissent à mesure qu'elles augmentent de volume, donnent alors la sensation illusoire d'une fluctuation profonde. Si, d'après cette supposition, on ouvre la tumeur avec l'instrument tranchant, il ne sort pas de pus, mais du sang ou une sérosité sanguinolente, et l'on découvre un fongus rougeâtre, mollasse , putride, plus ou moins volumineux, indestructible, avec érosion de la substance osseuse sur laquelle il est implanté. Cette maladie est extrêmement grave, et ne guérit ordinairement que par l'amputation du membre, M. Lassus l'a observée plusieurs fois sur la tête du péroné.

Ce chirurgien pense que le foie, viscère tout sanguin, et qui est susceptible d'acquérir, par turgescence, un volume excessif et une configuration vicieuse, est la cause primitive de la hernie ombilicale de naissance, soit hépatique, soit intestinale (1). Il a observé la hernie ischiatique ou dorsale; la tumeur, comme dans le cas rapporté par Papen, était située du côté droit à la partie postérieure et inférieure du bassin, à l'endroit du pli de la fesse. M. Cartier, ancien chirurgien en chef du grand Hôtel-Dieu de Lyon, a rencontré un autre exemple de ce mode fort rare de déplacement. M. Lassus ne s'est astreint à aucun ordre régulier dans sa médecine opératoire, il traite successivement de la réunion des plaies, des opérations qui se pratiquent sur le bas-ventre, du cancer, des plaies de poitrine, des plaies de tête, des opérations nécessitées par les maladies de la face et du col, enfin des anvérismes et des amputations. Il est un grand nombre d'opérations du second ordre qui sont entièrement omises; ainsi l'auteur ne parle pas de l'opération de la pupille artificielle du staphylôme, de l'hypopion, des résections, des extrémités articulaires des os longs, il n'est aucunement question dans ce traité, destiné à être élémentaire, de la majeure partie des procédés

____

(1) *Mémoire de Physique et de Mathématique de l'Institut*, in-4°., tome III, pag. 578.

(50)

que l'on a proposés pour exécuter la taille latérale, les amputations, la cataracte. Enfin la
médecine opératoire de M. Lassus a eu le malheur de paraître presqu'en même temps que
celle de M. Sabatier. Ces deux professeurs avaient
les mêmes matériaux à leur disposition; l'ordre qu'ils ont adopté est le même, cependant
quelle différence immense dans l'exécution de
leurs ouvrages! Toutefois celui de M. Lassus
n'est pas sans mérite, son estimable auteur l'a
enrichi d'excellentes remarques et de plusieurs
observations intéressantes fournies par sa pratique. Il a fait graver quelques planches qui représentent certains iustrumens peu connus, tels
que celui de David de Rouen pour la ligature
des polypes utérins, la sonde des anciens, tirée
des ruines de Pompéia, etc.

M. Lassus, dont les chirurgiens regrettent encore la perte, a inséré, dans le journal de
MM. Corvisart, Le Roux et Boyer, des observations fort intéressantes sur les ulcères fistuleux
de l'estomac (1).

L'un des membres les plus distingués de la Faculté de médecine de Paris, Raphaël-Bienvenu
Sabatier, naquit à Paris le 11 octobre 1732. A

____

(1) Pierre LASSUS. — Sur les plaies du sinus longitudinal supérieur, *Mémoire de l'Académie de Chirurgie,*
in-4°., tome V, pag. 71.

— *Pathologie Chirurgicale*, 2 vol. in-8°., Paris 1810,
nouvelle édition.

— *Médecine opératoire*, 2 vol. in-8°., Paris, an 3.

M. LASSUS était né en 1741.

dix-sept ans, il embrassa la chirurgie qu'il devait honorer. Alors on avait rétabli les cinq chaires de professeurs instituées par Vavasseur, sous François Ier, et la chirurgie avait été érigée en faculté dont les membres portaient le nom de Chirurgiens de robe longue. Sabatier suivit avec zèle les leçons de Petit et de Verdier (1).

Il fut reçu en 1752 membre du collége et de l'Académie de chirurgie. Sa dissertation, qui avait la bronchotomie pour sujet, fut soutenue en latin. A vingt ans, Sabatier s'asseyait à côté de Quesnay, de Ledran, d'Hevin, de Lafaye. Des cours particuliers d'anatomie, que son érudition et la clarté avec laquelle il peignait les objets, firent suivre avec affluence, l'annoncèrent comme anatomiste distingué, et de fort bonnes dissertations insérées dans les mémoires de l'Académie, découvrirent en lui un excellent chirurgien. Il manquait un grand théâtre à de si grands talens, il l'obtint en 1762. Morand assura son bonheur en lui donnant sa nièce pour épouse, et sa fortune, en lui cédant la survivance de sa place de chirurgien en chef des Invalides. Sabatier publia en 1771 une édition de la chirurgie de Lamotte, enrichie de notes précieuses.

Rien de plus complet que ses deux monographies sur les anus contre nature et l'hydrocèle, qui ornent les derniers volumes des Mémoires de l'Académie de chirurgie. Citer ses Mémoires sur

---

(1) Les détails biographiques de cet article sont empruntés du *bel Éloge de Sabatier*, par M. le baron Percy.

les luxations spontanées du fémur et les déplacemens de la matrice et du vagin, consignées dans
le même recueil, c'est annoncer des recherches
savantes et multipliées sur des maladies du plus
grand intérêt.

M. Percy, auquel il convenait de louer Sabatier, a fait, entre ce chirurgien et Desaut un bril-
lant parallèle qu'on me saura gré, sans doute, de
retracer ici.

« Desaut venait de s'emparer du sceptre de la
» chirurgie échappé des mains d'un homme qui
» le tint long-temps avec gloire. Il avait pris cet
» ascendant irrésistible que donne la nouveauté
» quand elle est soutenue par de grands talens,
» et déjà il avait éclipsé les chirurgiens les plus
» connus et les mieux famés de la capitale. Mais
» le parallèle, en laissant à l'un toute sa réputa-
» tion, ne put obscurcir celle de l'autre ; il prou-
» va seulement qu'ils avaient tous deux un genre
» de mérite absolument différent. Desaut, génie
» inculte et sublime, s'était, sans guide et sans
» modèle, élancé comme un géant dans la car-
» rière ; chaque jour, il y imprimait des pas ra-
» pides, profonds et inégaux.

» M. Sabatier, esprit orné et réfléchi, s'y était
» présenté au milieu des bons exemples ; il y
» avait cherché les vestiges de ses prédécesseurs,
» et il y laissait à son tour des traces mesurées,
» durables et régulières.

» L'un avait élevé une sorte de culte dont il
» s'était fait le prophète ; il faisait passer dans
» l'ame de ses nombreux sectateurs cette cha-

» leur, ce fanatisme qui dévorent la science, et
» dont il était lui-même dévoré. Il brisait de-
» vant lui les barrières qui gênaient son indépen-
» dance, forçait la confiance lors même que la
» raison et l'expérience lui résistaient, et toujours
» impatient de se frayer de nouvelles routes, il
» découvrait, comme par inspiration, les véri-
» tés les plus étonnantes, auxquelles, à son insçu,
» se mêlaient quelquefois les erreurs les plus
» singulières. L'autre, soumis à la règle et docile
» aux préceptes consacrés par le temps et par
» l'usage, n'avait pour missionnaires de sa doc-
» trine que des ouvrages muets et des auditeurs
» qu'il ne savait pas enflammer. Plus porté à per-
» fectionner qu'à innover, il s'arrêtait aux bornes
» du possible, il marchait lentement d'une vé-
» rité à une autre, les fécondant par ses médita-
» tions, et y ajoutant de temps en temps des
» conceptions neuves et utiles.

» Celui-là, se nourrissant de son ardeur, tou-
» jours poursuivi par le sentiment de ses forces,
» souvent, faute d'érudition, croyant avoir in-
» venté lorsqu'il n'avait eu que des idées déjà
» connues (1), avide d'attacher son nom aux mé-
» thodes qu'il adoptait, se faisant de quelques
» rivaux jaloux autant d'ennemis qu'il accablait
» desa céléébrité ou qu'il épouvantait de toute la
» distance qu'il mettait entre eux et lui. Celui-ci,
» mesurant son zèle sur ses moyens, trop versé

____

(1) C'est ainsi que M. Percy a trouvé dans *Oribase* son
bandage pour la fracture de la clavicule.

» dans l'histoire de l'art pour perdre son temps à
» chercher ce qui avait été déjà découvert., moins
» empressé de s'attribuer des procédés utiles
» qu'à en conseiller l'application , prévenant ou
» désarmant l'envie par ses condescendances et
» sa modération, jouissant d'une renommée
» exempte d'amertume, et se mettant sans trop
» d'affectation à la portée de chacun de ses
» confrères.

» S'il fallait dire quel est celui qui a imprimé
» le plus de mouvement et qui a donné la plus
» forte impulsion à la chirurgie, on ne balance-
» rait pas à nommer Desaut; mais s'il s'agissait
» de décider lequel des deux lui a attiré le plus
» de considération, peut-être prononcerait-on
» en faveur de Sabatier. »

C'est en 1796 que parut la Médecine opératoire
de Sabatier. Toutes les formules d'éloges ont été
prodiguées à ce beau travail , et il en est digne.
C'est un des ouvrages qui honorent le plus la
chirurgie française : clarté, méthode, érudition
vaste et bien choisie, telles sont les qualités qui
le distinguent éminemment. Il est étonnant que
son savant auteur , qui en publia en 1810 une seconde édition, rangée dans un nouvel ordre , inférieur peut-être au premier, ne l'ait point enrichi des découvertes et nouveaux procédés opératoires dus au génie de Desaut, Percy, Scarpa , etc.

Pour bien apprécier le mérite de la Médecine
opératoire de Sabatier, qu'on la compare aux ouvrages de ce genre que nous avions à l'époque où

elle fut publiée. Je ne citerai pas les cours d'o-
pérations de Covillard, Lavauguyon, la Char-
rière, Solingen, Verduc', Bienaise, Dupuy,
Tardy, depuis long-temps on ne les lisait plus ;
peu d'années avaient vieilli celui de Garengeot ;
Bertrandi, dans un Traité fort analytique, avait
à peine esquissé l'histoire des grandes opérations,
et s'était fort peu occupé d'indiquer les cas qui
les nécessitent. L'ouvrage de Sharp, plus méthodique, mieux digéré, n'était encore qu'un abrégé, souvent inexact, dénué de littérature et de
critique. Les notes de Lafaye n'avaient point rendu au Traité d'opérations de Dionis la réputation
brillante dont il jouit si long-temps. Cheselden, Leblanc, Ledran, Lassus, avec différens mérites, avaient obtenu plus ou moins de
succès ; la Médecine opératoire de Sabatier parut, et tous les chirurgiens de l'Europe re-
çurent avec admiration un Traité *ex professo*,
dans lequel ils trouvèrent tous les procédés
opératoires connus, exposés avec clarté, méthode, et discutés avec autant d'impartialité que
de jugement. Sabatier, nourri dans les principes
de la saine chirurgie, les transmit tous dans son
ouvrage : il emprunta aux Mémoires de l'Académie, parmi lesquels les siens tiennent un rang
si distingué, des observations aussi précieuses par
leur nombre qu'intéressantes par leur sujet. Les
trésors qu'il trouva dans sa vaste érudition, les
remarques critiques qu'il dut à un goût sûr et qui
ne l'abandonna jamais, tout concourut au suc-

cès d'un travail qui absorba plusieurs années de sa vie.

Sabatier, membre de l'Institut, professeur à la Faculté de médecine de Paris, mourut en 1811, dans sa soixante-dix-neuvième année. M. Dupuytren fut nommé son successeur à la place de professeur de médecine opératoire à l'Ecole de médecine (1).

----

(1) *OEuvres Chirurgicales de Sabatier.*

De variis, cataractam extrahendi modis, in-4°., Parisiis.

De Bronchotomia, theses Anatomicæ et Chirurgicæ, in-4°., Parisiis, 1752.

Mémoire sur la fracture du col du fémur, Mémoires de l'Académie de chirurgie, tome IV, pag. 630.

Mémoire sur les anus contre nature, idem, tome V, pag. 592.

Recherches historiques sur la cure radicale de l'hydrocèle, idem, pag. 670.

Mémoire sur les luxations consecutives du fémur, id. pag. 791.

Mémoire sur les déplacemens de la matrice et du vagin, id., III°. volume.

Nouvelle édition de la Chirurgie de Lamotte, avec des notes, 2 vol. in-8°., Paris 1771.

Mémoire sur les fractures de la clavicule, Mémoires de l'Académie des Sciences, 1783.

Médecine opératoire, 3 vol. in-8°., Paris 1796.

Idem, nouvelle édition, 3 vol. in-8°., Paris 1810.

Mémoire snr la Lithotomie. — *Mémoires de la* 1ère. *classe de l'Institut*, tome II.

Mémoire sur le serrement convulsif des máchoires à la suite des plaies. — *Mémoires de la* Ière. *Classe de l'Institut.*

L'Ecole de médecine de Paris possède deux professeurs que l'opinion publique place à juste titre parmi les princes de la chirurgie moderne, quoiqu'ils n'aient encore publié aucun ouvrage important : l'un est le savant M. Lallement, professeur de médecine opératoire (1), l'autre M. Antoine Dubois, opérateur de premier ordre, et le premier accoucheur de l'Europe. M. Dubois a employé la compression immédiate dans le traitement des anévrismes. Supposons un anévrisme de l'artère poplitée, l'artère curale mise à découvert comme si l'on opérait à la méthode de Hunter, l'opérateur passe au-dessous d'elle une anse de fil, dont les chefs sont ramenés sur un serre-nœud placé fixe et immobile, de manière à toucher le vaisseau sans le comprimer. Les lèvres de la plaie sont réunies au moyen de bandelettes ag-

----

Mémoire sur la fracture du sternum. — Idem.

Rapport sur l'organisation de l'œil et la pupille artificielle. — Idem.

Mémoire sur un moyen de de suppléer à l'amputation du bras dans l'article. — Idem.

Un extrait de ce travail est inséré dans le *Recueil de la Société Médicale d'émulation.*

Observation sur un épanchement sanguin dans la cavité du péricarde. —*Mémoires de la Ière. Classe de l'Institut,* 1807.

Mémoire sur les amas de bile dans la vésicule du fiel. — Idem.

(1) *Observations sur quelques affections de l'utérus,* par M. Lallement, chirurgien en chef de la Salpêtrière. — *Mémoires de la Société Médicale d'émulation,* tom. III, page 321.

5*

glutinatives. Trois ou quatre jours écoulés, le chirurgien tire légèrement les fils de son nœud, comprime fortement le vaisseau. Ce procédé a l'avantage de permettre d'évaluer le dégré de la compression par la force des pulsations, et de laisser aux collatérales le temps de se développer. Il a réussi plusieurs fois sans accidens consécutifs.

Plus heureux encore que Lecat et Camper, M. le baron Percy, ex-inspecteur général du service de santé des armées, professeur à l'École de médecine de Paris, chirurgien en chef de la garde nationale de cette ville, membre de l'Institnt, etc., a été couronné quatre fois par l'Académie de chirurgie. Sa première dissertation a les ciseaux pour objet.

L'Académie avait demandé, en quels cas les ciseaux, dont la pratique vulgaire a tant abusé, peuvent-ils être conservés dans l'exercice de l'art, quelles en sont les formes variées relatives à différens procédés opératoires, quelles sont les raisons de préférer ces instrumens à d'autres qui peuvent également diviser la continuité des parties, et quelles sont les diverses méthodes d'en faire usage ?

M. Percy expose très en détail le mode de construction le plus convenable aux ciseaux à incisions. Les ciseaux droits doivent avoir cinq pouces sept lignes de longueur, dont le tiers appartient aux lames, les écussons ont deux lignes d'épaisseur. Les ciseaux droits conviennent particulièrement aux incisions, on n'a recours aux courbes que lorsqu'il faut opérer dans des endroits creux qui ne sont point accessibles aux premiers. Ils agissent en pressant et sciant. Pour bien se servir de ces instrumens, on passe le pouce dans l'un des anneaux, et le doigt annulaire dans l'autre, et l'on place sur la branche au-dessus de ce dernier l'index, lorsqu'on coupe en long, et le médius seulement, lorsqu'on coupe en travers, l'index devant alors être appuyé sur l'écusson supérieur. — Les ciseaux sont généralement préférables au bistouri, lorsqu'on a à couper des parties flasques, membraneuses, minces et sans ressort. Les ciseaux sont fréquemment usités dans les opérations qui se pratiquent sur les yeux; aucun instrument ne convient mieux que les ciseaux concaves pour l'extirpation du globe de l'œil. Les ciseaux droits sont l'instrument préféré pour la section du filet, l'excision des épulides et des fonguosités scorbutiques qui couvrent quelquefois les gencives. Rien de plus complet que le travail de M. Percy sur les ciseaux. Je regrette que le but que je me suis proposé, ne me permette point d'en donner une idée exacte par un extrait plus étendu (1).

---

(1) Si dans cet ouvrage j'analisais toutes les dissertations chirurgicales, je serais contraint de lui donner beaucoup d'extension, et de dépasser les bornes que je me suis fixées. Je ne m'arrête que sur celles qui contiennent des procédés operatoires nouveaux on des observations pratiques d'un grand intérêt.

L'Académie avait proposé pour le prix de 1792 : déterminer la matière et la forme des instrumens propres à la cautérisation, connus sous le nom de cautères actuels ; indiquer suivant quelles règles et quelles précautions on doit s'en servir eu égard aux différentes parties, et à la distinction du cas où leur application sera jugée nécessaire et utile.

Le Mémoire de M. Percy est divisé en quatre sections. Il examine, dans la première, quelle est la matière la plus propre à la confection des cautères. Un tison ardent, une torche d'herbes sèches enflammées, tels furent les moyens cautérisans long-temps employés par l'antiquité. Chaque nation en adopta en particulier. Le Nomade se servait de la laine grasse de ses troupeaux, l'Indien préférait la moëlle de jonc, le Perse, la fiente de chèvre, l'Arménien, l'agaric de chêne, l'Indien et le Japonais choisissaient le duvet de l'armoise, etc. Au rapport d'Hippocrate, les Scythes se servaient de champignons, de lin cru enflammé, d'huile bouillante dans laquelle ils trempaient un fuseau de bois, quelquefois une racine d'asphodèle, un sarment, une tige de laurier. Les Grecs du septième siécle crurent, d'après des raisonnemens spécieux, que la cautérisation avec telle substance convenait à telle maladie. Cette erreur fit préférer à Théophraste, le lierre, à Cælius Aurélianus, la racine de saponaire, à Paul d'Egine, celle d'aristoloche, etc. , etc.

Hippocrate parle de cautères de fer, Celse en

indique de cuivre, les cautères d'or furent imaginés par les Arabes, Laufranc, Salicet choisissaient ceux d'argent, M. Percy croit qu'aucun métal n'est préférable pour la confection des cautères, au fer et surtout à l'acier; alors ils offrent cet avantage, qu'à mesure qu'ils s'échauffent, ils prennent des teintes marquées sur lesquelles on peut se régler. Celle de rose indique le minimum de l'ignition, celle de cerise, un degré de plus, enfin, la blanche en annonce le maximum.

M. Percy examine, dans la seconde section de son ouvrage, quelles formes il convient de donner aux cautères.

Il est fait mention, dans Hippocrate, de cautères dactylaires, tranchans, piquans, cunéiformes, etc. Celse, à chaque opération où il est question de cautériser, fait entendre que de son temps il y avait autant de cautères qui lui étaient appropriés. Les Arabes, qui faisaient un fréquent emploi de la pyrotechnie chirurgicale, multiplièrent à l'excès les formes de leurs cautères actuels. M. Percy les réduit à cinq, 1°. cautère en roseau, 2°. conique, 3°. cuttellaire, 4.° nummulaire, 5°. octogone. Ces cautères actuels sont tellement conformés, qu'il n'est aucune surface, quelle qu'irrégulière qu'elle puisse être, qu'ils ne puissent couvrir en profitant de tous les sens dans lesquels ils peuvent être appliqués.

Des notions générales sur l'usage des cautères actuels sont l'objet de la troisième section de l'ouvrage de M. Percy.

Dans la cautérisation objective, on présente

les cautères à la partie malade sans les mettre en contact avec elle. Faure a tiré un grand parti de ce moyen thérapeutique, qu'il nomme chaleur actuelle. Il préférait un charbon incaudescent aux corps métalliques. La cautérisation objective convient particulièrement dans le traitement de certains ulcères de mauvaise nature, des engelures, des panaris (1).

La cautérisation transcurrente, celle dans laquelle les cautères touchent la partie malade rapidement en la parcourant, est préférée, lorsqu'on ne veut produire que des escarres superficielles, mais étendues, et qu'on craint de faire pénétrer trop loin l'activité du feu. C'est avec le cautère cuttellaire qu'on les pratique. Le cautère actuel est-il maintenu un certain temps en contact avec nos parties, la cautérisation est appelée inhérente. Elle est fréquemment employée en chirurgie, principalement dans les cas d'ulcères chancreux, dits noli - metangere, de plaies faites par les animaux enragés, etc.

Enfin M. Percy examine, dans la quatrième section de son travail, quelles règles doivent présider à l'emploi de la cautérisation suivant la diversité des cas et la nature des parties où cette opération est nécessaire et utile.

Sprengel attribue à M. Percy cette modification du gorgeret de Runge qui consiste à le construire en bois. Le gorgeret de M. Percy a

---

(1) FAURE. *Mémoires de l'Académie de Chirurgie*, tome V, in-4°.

ses bords recourbés, la pointe est fermée, la cavité a deux lignes de profondeur, et l'instrument diminue insensiblement depuis la largeur d'un pouce jusqu'à celle de cinq lignes ; le manche forme un angle très-ouvert avec la cannelure.

Le Manuel du chirurgien d'armée, ouvrage égal en mérite au précédent, mais d'une utilité bien plus générale, remplit parfaitement son titre, et a spécialement pour but, d'après l'intention de l'Académie, l'extraction des corps étrangers des plaies, et spécialement de celles qui sont faites par armes à feu. C'est-là qu'on trouve la description de l'instrument dont M. Percy a enrichi la chirurgie militaire ; le tribulcon (c'est son nom) est formé par la réunion d'un tire-fonds, de pincettes et d'une curette. Rien de plus ingénieux et de plus simple que cet instrument.

Neuf fois l'opération de Charles Withe, acte d'une chirurgie vraiment transcendante, a réussi à M. Percy.

Rien de plus intéressant que les articles qu'il a donné au Dictionnaire des sciences médicales. Je citerai, comme étant relatifs à mon sujet, les mots charpie, déchirure du diaphragme, érudition. Ses rapports sur les différens mémoires de chirurgie lus à l'Institut, et soumis à son examen, sont des dissertations excellentes sur les matières traitées dans ces mémoires. On s'en convaincra sur-le-champ, en lisant le rapport sur le nouveau procédé opératoire du docteur Deguise pour les fistules salivaires ; celui sur la réunion immédiate des chairs après les amputations, question supérieuement traitée par M. Roux; celui sur un nouveau procédé opératoire, pour l'amputation du bras dans l'article. Si ce n'était point sortir de mon sujet, je rappellerais encore ceux sur les découvertes physiologiques de MM. Magendie et Legallois. M. Percy unit aux connaissances pratiques qu'une longue expérience lui á permis d'acquérir, une érudition immense et bien digérée qui n'est point bornée aux objets relatifs à l'art de guérir (1).

M. Percy a puissamment contribué aux progrès de la chirurgie militaire, autrefois si honorée et qu'on chercherait vainement à avilir. Le dégré de perfection auquel il a porté cette importante partie de l'art de guérir, est un de ses plus beaux titres à l'estime de la postérité. Quoi de plus ingénieux que ces charriots destinés à trans-

---

(1) *Pyrothecnie Chirurgicale pratique*, 1 vol. in-12, Metz, 1790.

Manuel du Chirurgien d'armee, 1 vol. in-12, Paris, 1792.

Réponses aux questions adressées par la commission de Santé, in-12.

Rapport sur un nouveau procédé opératoire proposé par M. Deguise, pour la guérison des fistules salivaires, in-8°.

Mémoire sur la Polyphagie, Journal de M. Corvisart, etc., tome IX.

Mémoire sur les femmes multimames, idem.

Éloge historique de Sabatier, in-8°. et in-4°, Paris, 1812.

Éloge d'Anuce Foës, in-8°., Paris 1812.

porter les blessés, et de plus utile que l'organisation de ces militaires appelés despotats ou brancardiers, qui vont enlever les malheureuses victimes de la guerre, sous le feu même de l'ennemi ! Le parallèle de la chirurgie militaire française avec celle des autres nations de l'Europe ne laissera aucun doute sur sa supériorité avouée; et la comparaison de ce qu'elle est avec ce qu'elle fut il y a vingt-cinq ans, donnera la mesure des améliorations immenses qu'elle a éprouvées. Ce n'est plus le temps où, tranquilles à de longues distances du champ de bataille, les chirurgiens attendaient qu'on leur amenât les blessés pour leur porter des secours, devenus souvent infructueux par de trop longs délais;

Mémoire sur les blessures des aines, in-8., Paris 1812.

Rapport sur le mémoire de M. Roux, *relatif à la reunion immédiate des plaies après les amputations*, in-8°., 1813.

Rapport sur le nouveau procédé opératoire de M. Champesme, *pour l'amputation du bras dans l'article*, 1815.

Rapports sur les Mémoires de MM. Magendie et Legallois.

Dictionnaire des Sciences Médicales, *articles charpie, cravatte, culotte, détonnation, diaphragme (déchirure du), déligation* (excellent article), etc.

Mémoire sur les ciseaux à incision, in-4°., Paris, 1785.

Mémoire sur les différentes formes de bistouri, in-4°.

Réponse au Mémoire à consulter de M. Saucerotte, *sur une déchirure de la partie recto-vaginale*, in-8°.

maintenant, dans leur dévouement généreux, ils volent sur le champ de la mort, partout ou leur présence est nécessaire, et associés au sort des guerriers, s'ils courent les mêmes dangers, ils ont droit aux mêmes récompenses.

Dans le bouleversement général, et les désordres de toute espèce, fruits de nos orages politiques et de tant d'années de troubles et de destruction, l'œil attristé du philosophe apperçoit cependant quelques changemens utiles, quelques améliorations importantes, et il n'en est aucune sur laquelle il se repose avec autant de complaisance que sur celle qu'à éprouvé notre chirurgie militaire. N'oublions pas parmi les titres nombreux des chirurgiens d'armée à notre reconnaissance, les modifications avantageuses qu'ils ont fait subir à certains procédés opératoires. Ils réunissaient immédiatement les plaies après les amputations, avant que l'expérience en eût fait un point de doctrine parmi les chirurgiens civils. Les méthodes pour l'extirpation des membres ont presque toutes été enfantées dans les camps. Les plus beaux faits de resection des os longs ont été observés dans les hôpitaux militaires.

Si, par le nombre de ses armées, l'étendue de son territoire, la force et le génie de son gouvernement, la France, si grande dans les succés, si petite dans les revers, à cessé d'être la première puissance du continent; si quelques-uns de ses enfans égarés, chose inouïe, et dont notre histoire seule peut offrir des exemples, ont contribué eux-mêmes au triomphe d'une nation jalouse et perpétuellement rivale, au moins pouvons-nous jouir encore, dans les sciences et les arts, d'une prééminence incontestable, qui, en nous procurant des victoires plus douces, ne peut nous exposer à l'envie et à la cupidité des peuples du continent croisés de nouveau contre nous.

Le Traité des maladies chirurgicales de M. le baron Boyer, professeur à l'École de médecine, chirurgien en chef de l'hôpital de la Charité, etc., était attendu depuis long-temps. Il est digne du grand chirurgien qui en est l'auteur. Exactitude minutieuse dans la description des maladies, exposé détaillé des méthodes thérapeutiques, observations pratiques intéressantes, tout fait de cet ouvrage un excellent traité élémentaire. Il n'est point susceptible d'analyse. M. Boyer n'a pas fait l'étalage facile d'une grande érudition, tout est pratique dans son ouvrage, bien supérieur aux différens traités généraux de chirurgie, même les plus récens, et qui long-temps dispensera d'en faire de nouveaux.

Rien de plus complet sur les plaies, les ulcères, les maladies organiques du tissu osseux, jusqu'à lui si peu connues, et surtout les fractures et les luxations. Chaque article est traité avec soin, il n'en est aucun de médiocre.

Peut être eût-il pu choisir une classification plus méthodique ; l'inconvénient de celle qu'il a adoptée, s'il est réel, me paraît extrêmement

léger. M. Boyer divise la pathologie chirurgicale
en deux parties; la première, consacrée aux maladies qui peuvent se montrer dans toutes les
régions du corps, parce qu'elles affectent presqu'indifféremment tous nos organes, est elle-
même partagée en plusieurs parties qui com-
prennent l'inflammation en général, les abcès,
la gangrène, la brûlure, les plaies, les tumeurs,
les ulcères, les fistules, et les maladies des os,
divisées elles-mêmes en celles qui attaquent la substance osseuse ou la continuité des os, et en
celles qui affectent leurs articulations. L'ordre de
la seconde partie est purement anatomique.
En effet elle embrasse tout ce qui est relatif
aux maladies que l'on peut regarder comme
propres à tel ou tel organe, ou comme présentant, à raison de leur siéges, des particularités
remarquables. Ainsi elle comprend les maladies
chirurgicales de la tête, du cou, de la poitrine,
de l'abdomen et des extrémités.

Je doute qu'avec l'érudition la plus vaste et les
recherches les plus multipliées, on eût pu faire
un traité élémentaire de chirurgie égal en mérite
à celui de M. le baron Boyer : cet ouvrage de-
mandait absolument un grand praticien, qui s'occupât moins de nous dire ce que les autres ont
fait, que de nous apprendre ce qu'il convient de
faire. Le Traité des maladies chirurgicales ne
laisse rien à désirer à cet égard ; c'est le dépôt de
la saine chirurgie, le code de tous les praticiens.

Plusieurs appareils mécaniques, inventés par
M. Boyer, sont d'un usage journalier dans les hô-

pitaux, tels sont ceux pour l'extension continuelle des membres inférieurs, la fracture de la
clavicule, et la fracture de la rotule.

L'appareil pour la fracture de la rotule est une
gouttière assez longue pour s'étendre du milieu
de la cuisse au mollet, et assez large pour recevoir le membre. Sur les bords de cette gouttière
s'élèvent des petits boutons droits, auxquels s'ac-
crochent deux courroies, qui s'y attachent et se
croisent. Ces courroies sont de cuir à leurs extrémités et dans leur milieu, faites avec de la peau
de buffle garnie de cuir ou de laine. La gouttière
étant garnie avec du coton cardé ou du linge usé
et doux, on y place le membre, de façon, que le
jarret corresponde au milieu de sa longueur. On
le fixe au moyen d'une bande roulée, puis on attache l'une des courroies aux boutons inférieurs
qui s'élèvent verticalement du bord externe de la
gouttière. On la ramène en haut et en dedans, et
on la fixe aux boutons supérieurs du bord interne; l'autre courroie s'applique en sens in-
verse..... La gouttière est maintenue au moyen
de cinq liens (1).

La machine à extension continuelle de M. Boyer
est trop connue pour en donner une description
détaillée. Elle offre cet avantage, que le bandage
n'a pas besoin d'être fréquemment renouvelé, inconvénient du bandage de Desaut, et que l'extension, qui se fait suivant la direction du membre,
peut être graduée à volonté.

____

(1) *Traité des bandages de* Thillaye, pag. 287.

Le bandage pour la fracture de la clavicule, moins embarrassant et plus facile à appliquer que celui de Desaut, consiste dans une ceinture de toile piquée, large d'environ treize centimètres (cinq pouces) et assez longue pour entourer le tronc à la hauteur du coude. Quatre boucles, dont deux sont antérieures et deux sont postérieures, sont cousues à la face externe, et à ses extrémités, sont fixées, d'un côté trois boucles, et de l'autre trois courroies. Un bracelet de toile neuve piquée, moins large que la ceinture, et assez long pour entourer la partie inférieure du bras, porte à sa face externe, de chaque côté, deux tresses solidement cousues, et sur les bords, des œuillets, pour recevoir un lacet et un coussin aux angles desquels sont cousus deux rubans.

On place le plein de la ceinture sur les parties latérales de la poitrine, du côté malade, on fixe ses extrémités par trois tresses, qui passent dans trois boucles, et on maintient cette ceinture avec un scapulaire. Le coussin appliqué entre le bras et la poitrine, est assujetti avec deux rubans ou bandes, qui passent devant et derrière le thorax, pour être entrecroisés sur l'épaule opposée : on place le bracelet sur la partie inférieure du bras : on le fixe avec un lacet placé en dehors, on prend les deux tresses antérieures, et on les passe dans les boucles qui sont sur la partie antérieure de la ceinture. Les deux autres tresses sont portées dans les deux boucles, qui sont fixées sur sa partie postérieure. On serre

d'abord les deux tresses antérieures pour ramener et retenir le coude sur les côtés du tronc, et
les deux autres étant fixées, le coude ne peut se
porter dans ces deux directions et reste immobile.
L'avant-bras est soutenu avec une écharpe.

La machine dont M. Boyer se sert pour remédier aux torsions congéniales des enfans est non
moins méthodique, non moins efficace, et plus
simple que l'appareil de Scarpa.

M. Boyer a donné à la Société médicale d'é-
mulation un Mémoire sur la meilleure forme des
aiguilles propres à la réunion des plaies et à la ligature des vaisseaux, et sur la manière de s'en servir dans les cas où leur usage est indispensable.
Les aiguilles qu'il préfère ont une courbure uni-
forme, circulaire, et représentent une demi-cir-
conférence. Leur corps ou partie moyenne doit
être applati de la convexité à la concavité de
l'instrument; leurs bords doivent être arrondis,
leur pointe, qui ne doit être ni trop aiguë, ni
trop mousse, n'offre que des tranchans latéraux, qui forment en divergeant un angle dont
les côtés se prolongent jusqu'à six lignes (1 centimètre 353 millimètres) environ de la pointe
proprement dite; enfin, la tête applatie dans le
même sens que le corps, est percée d'une ouverture quadrilatère, dont la direction est transversale à la longueur de l'aiguille.

Rien de plus complet que le travail de
M. Boyer; les différentes espèces de sutures, et

les divers procédés pour la ligature des artères, y sont décrits avec le plus grand soin (1).

Le respectable M. Pierre Sue, professeur à la Faculté de Médecine de Paris, est l'auteur d'un fort beau travail sur les maladies des os. Il y a joint des observations et remarques intéressantes sur les luxations, suites de la convulsion et de la contraction subite des muscles, par Botentuit, conseiller de l'Académie Royale de Chirurgie. La dissertation de M. Sue, sur les luxations du bras, est une excellente monographie (2).

La clinique chirurgicale de M. Pelletan, ex-chirurgien en chef de l'Hôtel-Dieu de Paris, membre de l'Institut, professeur de l'Ecole de Médecine, etc., est le fruit tardif, mais mûr, d'une longue expérience. Elle est composée de plusieurs mémoires d'un très-grand intérêt sur des maladies ou opérations chirurgicales importantes, telles que la bronchotomie, les hernies, les épanchemens sanguins, les anévrismes, l'empyème. Quelques-uns d'entre eux sont des ouvrages élémentaires, tels sont ceux sur les hé-

____

(1) 1°. *Mémoire sur les Aiguilles. — Recueil de la Société Médicale d'émulation*, tome III, page 79.

2°. *Leçons sur les maladies des os, rédigées par* M. Richerand, 2 vol in-8°., Paris 1803.

3°. *Traité des maladies chirurgicales et des opérations qui leur conviennent*, 8 vol. in-8°., Paris 1814.

Dictionnaire des Sciences Médicales, articles Coccix, crâne (fracture du), ect.

(2) *Observations, remarques et réflexions sur quelques maladies des os*, in-8°., Paris 1803.

morragies et les tumeurs variqueuses , artériel-
les ou veineuses, en analogie avec les anévrismes.

Un grand mérite du travail de M. Pelletan ,
c'est qu'il est entièrement à lui. C'est un recueil
d'observations tirées de sa pratique, et quoique
quelques-unes soient assez extraordinaires, comment douter de leur vérité , puisque l'auteur
s'exprime ainsi dans sa préface : « Tout ce que
» je raconte s'est passé sous les yeux de mes
» élèves vivans , et ils témoigneront que le men-
» songe ni l'exagération n'ont jamais souillé
» ma plume, etc. , etc. » M. Pelletan a tenté
la ligature de l'artère axillaire. Son mode opératoire consiste à faire une incision à la peau
au-dessous de toute la longueur de la clavicule ,
puis passant une sonde mousse et canelée derrière la portion claviculaire du muscle grand
pectoral , à couper en travers toutes les attaches
de ce muscle à la clavicule. Cette incision met
à découvert une portion de l'artère axillaire,
dans une étendue suffisante. M. Pelletan eût sans
doute réussi la seule fois qu'il eut occasion de
pratiquer cette opération , s'il n'eût déféré à l'a-
vis d'un des consultans, qui proposa de ne point
inciser le grand pectoral , mais de lier ses fibres
claviculaires conjointement avec l'artère.

Il est le premier qui ait fait en France (en
1781) l'opération de l'anévrisme à l'artère poplitée par incision du sac ; elle lui a réussi plusieurs fois. Keyselere l'avait pratiquée en Italie
dès 1744.

6*

Le mémoire de M. Pelletan sur l'amputation des membres, a donné lieu récemment à une intéressante discussion sur laquelle il convient peut-être d'insister. Il est question de la réunion immédiate des chairs après l'opération. M. Pelletan la croit plus nuisible qu'utile, MM. Maunoir et Roux pensent qu'elle est très avantageuse.

En 1772, Benjamin Bell ayant éprouvé combien la réunion immédiate des chairs après l'extirpation des mamelles cancéreuses, hâtait la cicatrisation, l'appliqua avec le plus grand succès à l'amputation de la cuisse. Cette méthode fut bientôt adoptée par les chirurgiens anglais. En 1779, Alanson s'occupa de la perfectionner ; il ramenait les parties molles de manière à donner une forme transversale à la place, rangeait les fils des ligatures à un de ses angles, et maintenait les parties dans cette position, au moyen d'une bande de flanelle longue de plusieurs aunes, avec laquelle il faisait plusieurs circonvolutions autour du bassin ; et descendait de la cuisse jusqu'à l'extrémité du moignon, sans trop serrer. Un plumaceau de charpie enduit de cérat, et des compresses longuettes appliquées sur la plaie, étaient soutenus avec les derniers jets de la bande. Bell voulait qu'on fît prendre une forme transversale à la plaie, il dit que par le procédé d'Alanson ou le sien, on parvient à cicatriser la plaie de l'amputation en un nombre de semaines égal à celui des mois qui sont nécessaires par les pansemens ordinaires.

Une amputation de cuisse fut faite à la manière anglaise par Desaut , en 1783 , le moignon était cicatrisé le vingt-deuxième jour. Dès 1792 les chirurgiens militaires français adoptèrent la réunion immédiate après les amputations , avec le plus grand succès.

Je ne puis me servir, pour combattre les objections de M. Pelletan , du mémoire encore inédit de M. Maunoir , lu à l'Institut en 1812. Je me servirai de l'excellente dissertation de M. Roux, publiée en 1814. J'ai eu moi-même occasion d'observer plusieurs fois les effets de la réunion immédiate pendant mon service de chirurgien interne à l'Hôtel-Dieu de Lyon. M. Maunoir avait communiqué son travail à M. Bouchet , chirurgien en chef de cet hôpital.

Ce chirurgien (M. Maunoir) établit en principes : dans toutes les opérations où il est possible de conserver assez de peau saine pour recouvrir la plaie qui vient d'être faite, on doit réunir par première intention (1).

Il est temps d'arriver aux objections de M. le professeur Pelletan contre la réunion immédiate après les amputations.

1°. *Chez les sujets maigres, la longueur de peau est surabondante et nuisible, il n'est pas rare qu'on ne parvienne pas à en mettre les bords de niveau, ils chevauchent l'un sur l'autre, ou si on les reporte en arrière pour obtenir*

____

(1) *Questions de chirurgie pour la chaire de clinique externe , traitées par* J.-P. Maunoir; Montpellier 1812., in-8°. , page 8 et suivantes.

léur rapprochement, il reste un vide entre les tégumens et les chairs, qui concourt aux accidens dont il sera bientôt question; enfin cette peau maigre, amincie par la dissection, presse douloureusement, sur le bout de l'os, ou perd totalement son ressort par la pression que l'appareil lui fait subir. Ces inconvéniens sont beaucoup moindres lorsque la peau recouvre un tissu cellulaire abondant.

Mais quand on se propose de réunir la plaie par première intention, il ne faut point disséquer les tégumens dans une trop grande étendue. Le précepte essentiel, c'est de cerner l'os dans toute sa circonférence, de détacher de lui, dans une certaine étendue, les chairs qui adhèrent à sa surface, de conserver enfin aux muscles une très-grande longueur relativement à l'os.

2°. *Lorsqu'on manque son but (poursuit M. Pelletan), c'est-à-dire, que la réunion immédiate ne pouvant s'obtenir, il arrive suppuration, on est exposé à de graves accidens par la rétention du pus dans la plaie, et son infiltration le long du trajet des vaisseaux, l'un et l'autre occasionnés par les emplâtres agglutinatifs qui maintiennent les bords de la plaie en contact. M. Pelletan ajoute que ces accidens ne sont pas irremédiables, qu'on parvient à y remédier lorsqu'ils se présentent, et qu'on en est quitte pour que la plaie rentre dans l'ordre de celles qui resultent de l'amputation faite suivant les principes de M. Louis.*

Que dirai-je de plus ? Si ce n'est que cette sup-

puration abondante est excessivement rare lorsque la réunion immédiate est bien faite , et qu'on
ne conçoit guères comment elle pourrait dégé-
nérer en infiltration purullente le long des vaisseaux.

3°. *L'accident le plus grave qui résulte de la
réunion immédiate , c'est l'hémorragie. Le sang
s'infiltre dans le tissu cellulaire qui accompagne
les vaisseaux ou sépare les muscles, et cet épanchement interne est d'autant plus dangereux ,
qu'il est très-considérable avant que le sang se
fasse jour à travers l'appareil. Six observations
viennent ensuite à l'appui de cette théorie.*

Elles sont en contradiction avec celles que je
vais rapporter, et l'on ne peut les expliquer qu'en
admettant que la réunion immédiate n'a pas été
très-bien faite. M. Roux a fait cette réunion immédiate après douze amputations de cuisse. Une
fois seulement il y eut hémorragie consécutive.
on s'en aperçut presque au moment même , et
il n'y avait aucune infiltration sanguine. L'hémorragie n'est point survenue après six amputations rénnies immédiatement par M. Bouchet ,
à l'Hôtel-Dieu de Lyon en 1814.

La réunion immédiate ne s'obtient point sans
suppuration , la plaie se réunit par une véritable
adhésion , vraisemblablement sans production
de substance intermédiaire. Cette suppuration ,
toujours peu abondante et de courte durée, n'est
pas un inconvénient.

L'amputation terminée , il faut apporter un

soin extrême à lier toutes les artères que l'on voit donner du sang. La réunion de la plaie doit être faite d'un côté à l'autre de l'extrémité du moignon, de telle manière que de ses deux angles l'un soit supérieur, l'autre inférieur. Les ligatures doivent être rassemblées vers le dernier, maintenu toujours libre. Les chairs sont rapprochées par de longues bandelettes agglutinatives et des tampons de charpie, ou deux compresses graduées, au moyen desquelles l'extrémité du moignon est soumise à une double pression latérale, et légèrement applatie d'un côté à l'autre.

La clinique chirurgicale est un des meilleurs livres modernes de chirurgie ; je ne saurais trop recommander la lecture des mémoires sur les anévrismes, les hémorragies et les tumeurs varicoso-anévrismales. On a annoncé que M. Pelletan se proposait d'en faire paraître une suite ; il est très à souhaiter qu'il persiste dans son dessein, et qu'il n'en diffère pas l'exécution (1).

Depuis le petit traité de Marianus, que d'ouvrages sur la lithotomie ! Tolet, Collot, Ledran, Morand, Lecat, frère Come, Pouteau, Palluci, beaucoup d'autres chirurgiens, ont successivement publié des traités ou mémoires sur la taille. Dans le dix-huitième siècle, les premiers chi-

---

(1) Pelletan Ph. J., *Clinique chirurgicale, ou Mémoires et observations de chirurgie clinique*, Paris 1810, 3 vol. in-8°.

rurgiens de l'Europe crurent n'avoir rien fait pour leur gloire , s'ils ne trouvaient quelque moyen nouveau de pénétrer dans la vessie. Une foule d'instrumens furent proposés, vantés , oubliés, remplacés par d'autres. M. Deschamps est l'historien exact de leurs travaux et de ceux de leurs prédécesseurs. Rien de plus complet que son traité de la taille , peut-être un peu trop étendu. Précision dans la description des procédés opératoires , observations-pratiques intéressantes , résumés judicieux, telles sont les qualités qui le distinguent éminemment.

M. Deschamps a publié sur l'anévrisme poplité et la ligature des principales artères blessées, des réflexions et observations d'un très-grand prix. Je ne connais point de mémoire sur l'anévrisme plus précieux que le sien ; c'est là qu'on trouve la description de l'aiguille si utile , inventée par M. Deschamps. Elle est montée sur un manche , sa partie courbe est pliée sur sa tige à angle droit. Cette portion courbe représente , depuis l'extrémité de la tige jusqu'à son ouverture transversale , un peu plus d'un demi-cercle régulier, dont le diamètre est un pouce. Elle s'élargit , s'applatit depuis son origine jusqu'un peu passé son ouverture transversale , où elle a trois lignes de largeur sur une ligne d'épaisseur ; elle se termine en pointe un peu piquante , dont les bords sont légèrement tranchans , quatre lignes séparent la pointe de l'ouverture qui est transversale et a deux lignes de longueur sur une de largeur. M. Deschamps , chirurgien en chef de l'hôpital de la charité, etc., est membre de l'Institut 1).

M. Portal, professeur au collége de France et au Jardin des Plantes, membre de l'Institut, est l'auteur d'une Histoire de l'anatomie et de la chirurgie, dont il a été question ailleurs, et d'un Précis de chirurgie pratique oublié depuis long-temps (1).

On doit au grand physiologiste, M. Chaussier, professeur à l'Ecole de Médecine de Paris, etc., quelques mémoires sur différentes maladies ou opérations chirurgicales. Il a inséré, dans le Bulletin des Sciences publié par la Société Philomatique, un précis d'expériences sur l'amputation des extrémités articulaires des os longs. Ces expériences ont été faites pendant le cours de quinze années sur différentes espèces d'animaux. 1°. L'extrémité coxale ou supérieure du fémur a été mise à découvert, luxée et sciée

____

(1) DESCHAMPS (Jos.-Fre.-L.), *Traité historique et dogmatique de la taille*, 4 vol in-8°., Paris 1796.

Du même, *Observations et Réflexions sur la ligature des principales artères blessées et particulièrement sur l'anévrisme poplité*, 1 vol. in-8°., Paris 1797, 2ᵉ. édition. 1ʳᵉ. édition, 1793.

M. Deschamps fils est auteur des ouvrages suivans : *Traité des maladies des fosses nasales et de leurs sinus*, 1 vol. in-8°., Paris 1804. *Traduction des actes de la Société de Médecine de Londres*, pour 1809, in-8°., Paris 1810.

(1) *Précis de chirurgie pratique*, 2 vol. in-8°., Paris 1776.

M. Portal, qui professe encore, est né en 1742.

plus ou moins bas, au-dessous du trochanter, au point d'enlever un huitième, un sixième et même un quart de la longueur totale de l'os. La réunion par première intention méthodiquement faite, la cicatrice était entière au dixième ou quinzième jour, et dès la fin du mois les animaux opérés se servaient déjà de leur patte pour divers mouvemens. Les parties, examinées à une époque plus ou moins reculée de l'opération, on trouva l'extrémité du fémur rapprochée sur un point de l'ischion par les contractions musculaires, l'extrémité amputée arrondie, encroûtée d'une substance cartilaginiforme, reçue dans une fosse articulaire, revêtue également d'un cartilage ; et une capsule pleine d'un fluide séreux, formée par un tissu cellulaire, lequel remplissait en partie la cavité cotyloïde. 2°. La même expérience faite, mais avec l'attention de provoquer la suppuration, ne fut point suivie d'une cure si prompte que dans le premier cas, celle-ci n'eut lieu qu'au bout de deux mois. L'animal, conservé pendant plus de quatre ans, on vit que l'extrémité du fémur adhérait à l'ischion par une substance ligamento-cartilagineuse, assez lâche pour lui permettre de se mouvoir en différens sens. Une apophyse formée à l'extrémité du fémur, donnait attache à divers muscles. 3°. La même opération, faite à l'extrémité scapulaire de l'humérus, eut à peu près les mêmes résultats, mais faite à l'extrémité tibiale du fémur et à l'extrémité cubitale de l'humérus, etc., n'eut aucun

succès, il ne se forma pas d'articulation nouvelle (1.

Le respectable M. Tenon, le doyen de la chirurgie française, a publié un volume de mémoires et observations de chirurgie, dont plusieurs présentent beaucoup d'intérêt, spécialement ce qu'il a écrit sur la cataracte (2).

Une classification méthodique est le principal
mérite de la Nosographie chirurgicale de M. le
chevalier Richerand, professeur à l'Ecole de
Médecine de Paris, chirurgien en chef de l'hôpital St.-Louis, etc. Les prolégomènes sont di-
visés en six sections; 1°. Histoire de l'art. 2°. Génie de l'art. 3°. Principes généraux de pathologie. 4°. Classification des maladies. 5°. De l'état

---

(1) *Précis d'expériences sur l'amputation des extrémités articulaires des os longs.* — *Journal de Sédillot*,
tome VIII, page 131.

Idem, *Observation sur une espèce rare de hernie*, id.,
tome XII.

M. Chaussier a fait avec M. Enaux, un excellent traité
de la pustule maligne. Enaux et Chaussier, *Méthode de
traiter les morsures des animaux enragés et de la vipère,
suivie d'un précis sur la pustule maligne*, Dijon 1785,
1 vol. in-12.

Il a inventé un excellent bandage unissant, pour le bec
de lièvre.

(2) *Mémoires et observations sur l'Anatomie, la Pathologie et la Chirurgie*, Paris 1806, tome Ier., in-8°.

Mémoire sur les hôpitaux de Paris, 1 vol. in-4°.
Paris 1788.

M. Tenon est né en 1724.

inflammatoire et de ses divers modes. 6°. Des as-
phixies locales et de la gangrène.

Toutes les maladies chirurgicales sont renfermées dans huit classes.

Première classe, ordre premier, plaies. Ordre deuxième, ulcères. — Deuxième classe, maladies de l'appareil sensitif. Ordre premier, maladies des organes des sens ; ordre deuxième,
des nerfs ; ordre troisième, du cerveau.—Troisième classe. Maladies de l'appareil locomoteur;
ordre premier, des muscles ; ordre deuxième,
des os. — Quatrième classe, affections de l'appareil digestif. — Cinquième classe, maladies de
l'appareil circulatoire. Ordre premier, lésions
du cœur ; ordre deuxième, des artères ; ordre
troisième; des veines. — Sixième classe, lésions
mécaniques des organes de la respiration. —
Septième classe, maladies du tissu cellulaire.—
Huitième classe, maladies de l'appareil reproduc-
teur. Les amputations terminent la nosographie.

Cette classification est extrêmement simple et
très-ingénieuse; nulle de celles des systèmes généraux de chirurgie antérieurs à la nosographie
ne saurait lui être comparée. Quelques affections
chirurgicales sont traitées supérieurement dans
l'ouvrage de M. Richerand. Je citerai de préfé-
rence les articles inflammation , plaies qui sup-
purent, ulcères atoniques, ruptures de la rotule,
fractures du col du fémur, Histoire de l'Art.

Mais beaucoup de maladies sont décrites avec
une telle concision, que leur histoire, trop imparfaite, n'offre absolument aucun intérêt. En

général, M. Richerand a beaucoup négligé les grandes questions de médecine opératoire. Rien de plus incomplet que le peu de pages qu'il a consacrées à la cataracte, l'opération de la pupille artificielle, la lithotomie, les hernies, etc. On se convaincra de la vérité de ces assertions, en comparant en détail la nosographie chirurgicale avec le traité des maladies chirurgicales de M. Boyer; trop d'extension nuit sans doute à un traité élémentaire, mais si c'est un inconvénient de tout dire, c'en est un plus grand encore de ne point dire assez. M. Boyer a parfaitement évité ces deux extrêmes. (1)

---

(1) *Nosographie Chirurgicale*, 3 vol. in-8°., Paris 1805. *Idem*, 4 vol. in-8°., Paris 1808. *Idem*, 4 vol. in-8°., Paris 1812. *Idem* sous ce titre : *Nosographie Chirurgicale, ou Nouveaux élémens de Pathologie*, 4 vol. in-8°., Paris 1815.

Leçons du professeur Boyer, *sur les maladies des os, rédigees par* Anthelme Richerand, 2 vol. in-8°., Paris 1803.

Cet ouvrage, dans lequel les maladies organiques des os sont rédigées avec très-peu de soin, est beaucoup inférieur aux deux volumes du traité des maladies chirurgicales, consacrés à l'étude des lésions des os et de leurs articulations.

Dissertation sur les fractures du col du femur, Paris, in-8°. L'auteur qui ne voyait que des avantages dans l'excellente machine à extension continuelle de M. Boyer, a cru devoir changer d'opinion sur son compte. (Voyez *Nosographie Chirurgicale*, 3ᵉ. ou 4ᵉ. édition, et *les Leçons sur les maladies des os*).

Mémoire sur les fractures de la rotule. — Mémoires

MM. Petit-Radel et de la Roche ont été chargés de la rédaction de la partie chirurgicale de l'Encyclopédie méthodique ; leur dictionnaire n'est point un bon ouvrage, et cependant il eût été facile avec du travail, quelque talent, et du temps,

---

de la *Société Médicale d'émulation*, 3e. année, pag. 42. Bonne monographie.

Mémoire sur l'hémorragie après l'opération de la taille latérale. — Recueil cité, 4e. année, pag. 269, On arrête sûrement l'hémorragie en plaçant, dans l'angle inférieur de la plaie, une canule d'argent ou de gomme élastique terminée en cul-de-sac, et percée d'un œil double, comme une sonde de femme, puis on introduit profondément dans la plaie un gros bourdonnet attaché par un fil double, dont les deux brins séparés reçoivent dans leur écartement un second bourdonnet sur lequel on les noue avec force. La constriction que l'on exerce, tend à ramener en dehors le bourdonnet introduit dans la plaie, tandis qu'elle pousse en dedans celui qui est placé à l'extérieur. Ce moyen simple est celui dont le professeur Boyer a plusieurs fois fait usage, et toujours avec le plus grand succès.

Observations sur l'ouverture des anévrismes de l'aorte, dans la trachée artère et les bronches, même recueil, même année, pag. 345.

Observation sur l'obscurité du diagnostic dans les plaies pénétrantes de l'abdomen, même recueil, 5e. année, pag. 443.

Note sur les luxations de l'humérus, recueil et volume cités pag. 459.

Dictionnaire des Sciences Médicales, différens articles, *anévrisme, maladies chirurgicales, chirurgie*, etc. Il ne faut point lire le premier (*anévrisme*) après le chapitre de la médecine opératoire de M. Roux, où cette maladie est traitée ; il est extrêmement faible.

de le rendre, sinon excellent, du moins médiocre. A l'exception des planches, de leur explication (1) et de quelques articles, maladies des
dents, hernies, polypes, rétention d'urine, etc.,
tout est entièrement mauvais.

On doit, à M. le professeur Thillaye un
fort bon traité des bandages, très-supérieur aux
compilations indigestes que quelques chirurgiens
du Nord ont publiées récemment (2).

M. Dupuytren, l'un des premiers opérateurs de
Paris, chirurgien en chef de l'Hôtel-Dieu, et
professeur de médecine opératoire à la Faculté,
n'a publié que quelques dissertations, dont l'une
très-courte, contient une découverte anatomique

----

(1) Cette explication est due à MM. Petit-Radel et
Allan.

Encyclopédie méthodique, Chirurgie, 2 vol. in-4°.,
planches grand in-4°.; Paris 1792.

M. Petit-Radel est mort en 1815.

Nul des ouvrages destinés à représenter les instrumens
de chirurgie, n'atteint mieux son but que celui de Perret,
intitulé : *l'Art du Coutelier*, Paris 1771, 3 parties, 2 vol.
grand in-folio avec un supplément. Ce bel ouvrage contient 172 planches, dont 96 sont consacrées aux instru-
trumens chirurgicaux. Il est infiniment préférable, sous
le rapport de l'exécution, à celui du docteur Knaur, dont
tel est le titre : *Selectus instrumentorum chirurgorum
in usum discentium et practicorum tabulis exaratus cum
usu declaratione, Viennæ* 1796, in-4°., (lat. germ.),
25 planches.

(2) *Traité des bandages et appareils*, 1 vol. in-8°.,
Paris 180 , 2°. édition 1809, 3°. édition 1815.

intéressantes , et l'autre, faite pour le concours de la chaire de médecine opératoire , vacante par la mort de Sabatier, a la lithotomie
pour objet. (1)

Quelques procédés opératoires, ou plutôt modifications de procédés de ce chirurgien, sont
décrits, soit dans le Dictionnaire des Sciences
médicales , soit dans quelques dissertations de
ses élèves (2).

M. Dupuytren, pour lier l'artère sous clavière,
opère sur les cadavres de la manière suivante : il
fait une incision verticale parallèle à l'intervalle
des deux portions antérieures du muscle scalène,
il coupe ensuite avec un bistouri courbe boutonné l'insertion antérieure de ce même muscle
sur la première côte, et par là il découvre l'artère sous clavière dans un point où elle est com-

____

(1) *Propositions d'anatomie et de chirurgie*, in-8°.,
an 12. Cet opuscule présente de beaux aperçus sur la
formation des fausses membrannes, sujet d'un très-grand
intérêt, et qui a produit deux excellentes dissertations
soutenues à la Faculté de Médecine de Paris, l'une en
1812, par M. Nepple de Montluel, l'autre en 1814, par
M. Villermé. *Lithotomie*, in-4°., 1812.

(2) MM. Champesme et Lisfranc ont proposé, en 1815,
un nouveau procédé opératoire , pour l'extirpation du
bras. Il existe un espace triangulaire au côté interne du
moignon de l'épaule ; cet espace est borné en haut par
l'extrémité scapulaire de la clavicule, et une très-petite
étendue de l'acromion, en dedans, par l'apophyse cora-
coïde, en dehors, par la tête de l'humérus. Si l'on y
plonge un couteau étroit pour le faire sortir dans le point
diamétralement opposé, on aura traversé la partie supé-

plètement isolée, mais très-près de son origine (1).

Il est le premier qui ait amputé la mâchoire dans un cas de carcinome. Ce carcinome s'étendait 1°. de droite à gauche, depuis la seconde grosse mollaire jusqu'à la branche de l'os maxillaire du côté opposé. 2°. D'avant en arrière, de la lèvre inférieure jusqu'à la base de la langue. 3°. De bas en haut, les mâchoires écartées autant que possible, depuis l'arcade alvéolaire inférieure jusqu'à la supérieure. L'os avait triplé de volume, et le sarcome, divisé en trois lobes, s'enfonçait profondément dans sa substance en partie désorganisée. Les artères labiales comprimées, etc., l'opérateur, placé devant le malade, tenant son bistouri de la main droite, saisit avec le pouce et l'index gauche le côté droit de la lèvre inférieure, pendant qu'un aide en tendait le côté gauche. Une incision qui comprenait toute l'épaisseur de cette lèvre, partit de la partie moyenne de son

---

rieure de l'articulation ; et après avoir contourné la tête de l'humérus, on terminera le lambeau. Dans un deuxième temps, l'opérateur passera le couteau derrière la tête de l'humérus, ce qui devient très-facile en raison de l'écarment, et achevera le lambeau inférieur antérieur, avec les précautions indiquées dans le procédé le plus généralement adopté. M. Percy a eu l'indulgence de terminer de la manière suivante son rapport à l'Institut sur cette nouvelle manière d'opérer: Nous pensons que, sans devoir faire oublier les procédés accoutumés, elle mérite d'être enseignée dans nos écoles et publiée dans les ouvrages de chirurgie.

(1) *Dictionnaire des Sciences Médicales.*

bord libre, et fut se rendre vers l'os hyoïde. Ainsi il en résulta deux lambeaux qui furent disséqués, renversés. L'os fut dégagé en dedans des chairs adhérentes, et scié des deux côtés à un pouce des angles maxillaires avec une scie courte. Un couteau à deux tranchants courbé sur son plat servit à faire vers la base de la langue, l'extirpation entière du carcinome, le tronc de la sousmentale fut lié, des cautères rougis à blanc furent promenés sur la surface de la plaie desséchée, et pour faciliter l'écoulement du pus, une méche fut passée dans la partie de la plaie qui avoisine l'os hyoïde. A peine un appareil convenable était-il placé, que le sang se portant vers les voies aériennes, le malade fut menacé de suffocation; envain, M. Dupuytren porta un cautère rougi à blanc dans le point d'où venait le sang ; il porta l'indicateur et le médius sur la base de la langue, la ramena en avant, et convertit en une surface plane, facile à cautériser, l'extrémité conique de la plaie.

Dès le vingt-septième jour le malade put reprendre ses fonctions. (1)

---

(1) Extrait de la thèse de M. Lisfranc. — *Quelques propositions de Pathologie*, 1813, in-4°.

G. Dupuytren, *Mémoire sur la luxation du corps des vertèbres*. — *Bibliothèque Médicale*, tome VIII, 2°. année. M. Dupuytren cite un fait de luxation pure sans fracture.

Les dissertations des trois rivaux de M. Dupuytren, pour la chaire de médecine opératoire de la Faculté, sont remarquables par leur érudition et l'ordre avec lequel

Les mémoires de chirurgie militaire de M. le Baron Larrey sont intéressans sous le double rapport des observations et dissertations chirurgicales qu'ils contiennent, et de leurs fréquentes digressions sur les événemens militaires de la plus brillante époque des annales françaises.

L'une des dissertations les plus intéressantes des mémoires de chirurgie militaire, est celle qui a le sarcocèle pour objet. Il ne s'agit point ici du cancer du testicule, mais de cette maladie désignée par Fabrice d'Aquapendente, Hildan, etc., sous le nom *de caro adnata ad testes*, decette production charnue, qui, implantée au pubis descend dans les bourses et leur donne un volume prodigieux. La tumeur offre à l'extérieur

---

les faits sont présentés. Celle de M. Tartra, sur la cataracte, est la meilleure monographie qui existe sur cette maladie et les opérations qui lui conviennent. On doit déjà son auteur un traité *ex professo* de l'empoisonnement par l'acide nitrique. — Une dissertation sur les hernies graisseuses. — Un mémoire à consulter sur une maladie originelle, consistant en un état variqueux et anévrismatique d'une grande partie de la conque de l'oreille et du cuir chevelu de la région pariétale gauche, etc. *Recueil périodique de la Société de Médecine*, tome XI.

M. Marjolin avait pour question l'opération de la hernie étranglée. Sa thèse est digne d'un homme que ses cours de chirurgie ont rendu justement célèbre; c'est une analyse très-bien faite de ce qu'ont écrit, sur ce sujet, J.-L. Petit, et particulièrement Richter et Scarpa.

M. Roux eut pour sujet, de la résection des extrémités articulaires des os, soit dans les articulations, soit hors des articulations, il en sera question ailleurs.

des ruguosités de différentes grandeurs , séparées par des sillons auxquels correspondent les cryptes muqueux et les bulbes des poils, la surface présente constamment, surtout si le sarcocèle est ancien, des croûtes jaunâtres et écailleuses, dont la chute laisse à découvert autant de petits ulcères dartreux. La tumeur est indolente, mollasse dans certains points, dure dans d'autres, et n'incommode que par son poids. Une de ses causes fréquentes est la syphilis dégénérée. M. Larrey a remarqué que tous les individus affectés du sarcocèle l'étaient en même temps de l'éléphantiasis, à des dégrés plus ou moins forts. Les testicules sont généralement sains. Le sarcocèle peut prendre un volume énorme; celui cité dans les Ephémerides d'Allemagne pesait cent kilogrames. Un de ceux qu'a vu M. Larrey n'en pesait que cinquante. Lorsqu'on dissèque ces tumeurs, on les trouve composées d'une substance couenneuse , très-dure dans quelques points, mollasse dans d'autres. M. Larrey l'a vue aux parties génitales d'une femme La dissection et l'extirpation de la masse charnue est le moyen le plus assuré de guérison , c'est probablement l'opération faite par Imbert de Lonnes, à Charles de la Croix. (1) Un soin essentiel est de ménager les testicules , qu'une légère déviation de l'instrument tranchant pourrait blesser.

____

(1) Imbert de Lonnes. *Traité de l'hydrocèle* , Paris , in-8°. Idem , *Opération du sarcocèle faite au* C° Charles de la Croix , in-8°. , Paris an 6.

On ne saurait être plus charlatan que M. de Lonnes.

Le mémoire de M. Larrey, sur les amputations, est le fruit d'une expérience consommée.
L'auteur démontre la nécessité de l'ampu ation
primitive. Les raisonnemens spécieux de Faure,
en faveur de l'amputation consécutive, sont
réduits maintenant à leur juste valeur. Toutes les
preuves que ce chirurgien tire, pour appuyer
son opinion, de l'état ou se trouve le système
nerveux au moment de la commotion, de l'afflux
du sang dans la partie malade, de la disposion
souvent saburrale de l'estomac, de la fièvre con-
committante fréquemment putride, enfin du
danger de réunir à l'influence de la blessure sur
l'économie animale, celle, non moins à craindre,
d'une grande opération, toutes ces preuves pré-
tendues ont été anéanties par l'expérience de nos
chirurgiens militaires.

L'amputation primitive est indispensable, suivant M. Larrey. (Premier cas.) Lorsqu'un membre est emporté entièrement par un boulet, un éclat
d'obus, etc. (Deuxième cas.) Lorsqu'un corps
lancé par la poudre à canon frappe un membre
dont il fracasse les os et déchire les parties molles.
(Troisième cas.) Lorsque ce même corps a dénudé l'os sans le briser, et dilacéré, enlevé les
chairs dans une étendue considérable. (Quatrième
cas.)La même opération est indiquée sur-le-champ,
si les os sont brisés et les muscles en lambeaux,
quoique les gros vaisseaux sanguins et les troncs
nerveux soient intacts. (Cinquième cas.) Il faut
également opérer immédiatement après l'accident,

dans les blessures singulières, où les tégumens, absolument sains, cachent une désorganisation profonde. (Sixième cas.) L'amputation est l'unique moyen de sauver la vie des blessés dans les plaies d'armes à feu, des articulations avec fracas des os, arrachement, rupture des ligamens. (Septième cas.) Quelquefois un biscayen, un éclat d'obus, en traversant un membre, dénude l'os sans le fracturer, quoique les parties molles paraissent épargnées, l'indication est d'amputer sur-le-champ.

Toutes les fois qu'un membre est enlevé entièrement par un corps que l'explosion de la poudre à canon a lancé, ou que les os sont brisés, écrasés, les parties molles déchirées, il faut amputer sur-le-champ. Les observations de Boucher et de M. Larrey, à cet égard, sont concluantes. Trois causes, surtout, décident aux armées, en faveur de l'amputation primitive. 1°. Les transports rudes, prolongés, que les blessés sont obligés de subir. Point de doute qu'ils ne les supportent mieux avec une plaie simple par sa nature et méthodiquement pansée, qu'avec une plaie éminemment compliquée, dans laquelle les fragmens osseux enfoncés dans les chairs, où l'os dénudé, déterminent des douleurs excessives et des simptômes inflammatoires de la plus grande violence. 2°. La nécessité où sont quelquefois réduits les chirurgiens militaires, de ne pouvoir renouveler les pansemens qu'au bout de plusieurs jours. Cette circonstance est indifférente lorsque l'opération est pratiquée. 3°. La nécessité, plus cruelle encore, d'abandonner les blessés aux soins de l'ennemi, dans les retraites précipitées que les circonstances peuvent commander.

Si l'on n'a pu pratiquer sur-le-champ une opération positivement indiquée, il faut attendre pour opérer que les symptômes primitifs aient perdu de leur intensité, et n'amputer qu'autant que l'état de la blessure ôte toute espérance de guérison par un autre moyen. Que de malades ont été les victimes de leurs refus obstinés pour l'amputation (1) !

Le sort des amputés, sur le champ de bataille, n'est plus celui des opérés de Fontenoy. Là, sur trois cents amputés, trente seuls guérirent. En 1793, M. Percy avait pratiqué cent vingt-huit amputations, et sauvé cent six malades. La pratique de M. Larrey n'a pas été moins heureuse. L'expérience de ces deux opérateurs, pendant tant d'années à la tête de la chirurgie d'armées nombreuses et continuellement aux mains avec l'ennemi, a parfaitement décidé la question agitée au sein de l'Académie (2 .

Jonh Bell expose fort bien les causes auxquelles il faut attribuer les malheureux résultats des amputations faites à Fontenoy par les chirurgiens français. Ils coupaient les chairs jusqu'à l'os, dans.

***

(1) LARREY, *Mémoire sur les Amputations*, in-8°. — *Mémoires de Chirurgie Militaire*, tome II.

(2) *Réponses du citoyen Percy, aux questions Epuratoires faites par la Commission de Santé*, in-12. Larrey. Ouvrage cité.

un seul temps, et dans les cas les plus heureux, la guérison n'avait lieu qu'au bout de quatre, cinq et six mois. Des opérés périssaient d'hémorragie au cinquième ou sixième jour. Bell remarque encore que les amputations ne furent point faites sur le champ de bataille; mais que les blessés furent entassés dans les hôpitaux de Lille et de Douay, où l'on pratiqua ces amputations malheureuses, et qu'enfin elles furent faites après que les douleurs, la fièvre, et les convulsions furent survenues. (1)

Les résultats heureux des amputations faites sur le champ de bataille, dépendent évidemment de la supériorité du procédé opératoire que l'on emploie.

M. Larrey est l'auteur de deux procédés opératoires, l'un pour l'amputation de l'humérus dans son articulation scapulo humérale, l'autre pour l'extirpation de la cuisse.

Veut-on exécuter la première opération? Une incision longitudinale, suivant l'axe du bras, et qui pénètre jusqu'à l'os, est étendue de la partie moyenne de l'extrémité libre de l'acromion, à trois pouces au-dessous; une seconde incision, également profonde, commence à angle droit à sa partie inférieure, se dirige en dehors, et se termine au bord externe du deltoïde; une troisième incision, partant encore de ce point à angle

____

(1) JONH BELL, Discourse on the nature of wounds, etr., discourse on the question of amputating shattered limbs :

droit, va se rendre au niveau de l'articulation. L'opérateur ayant détaché et relevé le lambeau, imprime à l'os des positions convenables pour faire la section des tendons et de la capsule, et pratique le lambeau antérieur, en évitant soigneusement les vaisseaux.

La question de savoir si l'amputation de la cuisse dans l'articulation femoro-coxale est une opération praticable, fut proposée par l'Académie de chirurgie en 1751, et fort bien discutée par Barbette, qui croit que, dans certains cas, on peut tenter l'extirpation du membre abdominal. Les mémoires de la société d'Edimbourg contiennent une observation d'amputation de cuisse dans l'article, à laquelle le malade survécut vingt-huit jours. Un jeune homme arrive à l'Hôtel-Dieu d'Orléans, en 1748, avec un sphacèle aux deux jambes et à une partie des deux cuisses. Les progrès de la mortification furent si rapides, qu'elle ne se borna du côté droit, qu'autour de l'articulation ; et du côté gauche, qu'au voisinage du grand trochanter. La suppuration qui s'établit détacha presqu'entièrement la cuisse droite, elle ne tenait plus que par le ligament rond et le nerf sciatique. Lacroix les coupa. Cette opération réussit si bien qu'il fit l'amputation de la cuisse gauche quatre jours après. Il n'y eut ni douleur, ni hémorragie. Déjà de bonnes chairs s'élevaient du fond de l'ulcère du côté droit, la plaie du côté gauche était également en bon état, mais la fièvre survint, la suppuration se supprima, et le malade périt quinze jours après la première amputation. Un autre jeune homme, de vingt et un ans eut la cuisse droite fracassée et violemment contuse à sa partie supérieure, par le timon d'une charrette qui la pressa contre un mur. La douleur et le gonflement furent considérables, et la gangrene se déclara en trois jours. La suppuration détruisit presque toutes les parties molles, et il restait peu de chairs à inciser pour opérer la séparation totale du fémur, lorsque l'opération fût pratiquée. Dix-huit mois après, la cicatrice était entièrement consolidée. Ce jeune homme se maria et eut un enfant bien portant.

L'extirpation de la cuisse a été faite par M. Baffos, pour une tumeur fongueuse du périoste, qui embrassait toute l'extrémité supérieure du fémur, excepté la tête de cet os, et s'étendait au-dessous du grand trochanter. M. Larrey a eu occasion de faire trois fois cette opération. Quelle qu'effrayante qu'elle soit, elle n'est pas cependant impraticable, et maintenant qu'on lie l'artère axillaire presque dans la poitrine, les carotides non loin de leur origine, et l'illiaque externe dans le bas-ventre, ce n'est plus une question de savoir s'il est d'une saine chirurgie de l'entreprendre. Les blessés de M. Larrey périrent, mais par des accidens qui ne dépendaient point immédiatement de l'opération.

Voici le procédé de M. Larrey. Il fait d'abord la ligature de l'artère fémorale le plus près possible de l'arcade crurale, forme un lambeau interne qui met l'articulation à découvert, coupe la capsule et le ligament inter-articulaire, luxe

la tête de l'os, et fait le lambeau externe aux dé-
pens des muscles fessiers qu'il coupe assez bas
pour qu'ils puissent être réunis exactement au
lambeau interne. Les artères sont liées, les chairs
convenablement réunies, et l'opération est terminée. (1)

Parmi les divers mémoires qui composent les
mélanges de chirurgie et de physiologie de M.
Roux, celui qui me paraît présenter le plus de
vues neuves et vraiment intéressantes est son mémoire sur le cancer. Les recherches de ce chirurgien célèbre, ont spécialement pour objet de
décider cette question : quels sont parmi les tissus
simples ou systêmes d'organes, et aussi parmi
les organes parenchymateux, ceux que le cancer
est susceptible d'affecter primitivement? 1° La peau.
Dans un grand nombre de cas le cancer peut
l'attaquer primitivement. Celle du visage y paraît
spécialement disposée ; cependant la dégénéres-
cence cancéreuse peut se manifester ailleurs.
Wiseman l'a vue à la peau du crâne, Goochs
aux tégumens de la partie interne de la cuisse,
Richter à l'ombilic. Elle survient fréquemment
sur le dos du pied et de la main chez les petits

----

(1) LARREY, (Dom. J.) *Relation Chirurgicale*, de
l'armée d'Orient. 1 volume in-8°. Paris 1803.

Thèse sur les Amputations, in-8°. Paris 1803.

*Mémoires de Chirurgie Militaire et Campagnes de Dom.
J. Larrey*, 3 vol. in-8° Paris 1812. *La Campagne de
Russie, en* 1812, *celle de Saxe, en* 1813, *et celle de
Champagne, en* 1814, formeront un quatrième vol. M.
le Baron Larrey est né en 1767.

ramoneurs. 2°. Certaines affections, propres au tissu cellulaire, peuvent se terminer par le cancer, la peau et les parties sous-jacentes conservant d'abord toute leur intégrité. Ce second siége primitif de cette affreuse maladie est moins fréquent que le premier. 3°. Le cancer fixe assez souvent son siège sur les membranes muqueuses; c'est ici qu'il faut ranger quelques-uns des cancers de l'œil qui commencent par la conjonctive; ceux des fosses nasales, de la langue, de l'ésophage, de l'estomac, des intestins, surtout du rectum, de la vessie, de la matrice, de la verge. Quelquefois le cancer survient à la suite d'irritations locales multipliées; d'autres fois, tel est l'état des parties, qu'on serait tenté de croire que la membrane a été frappée dès le principe de l'invasion cancéreuse. C'est l'aspect sous lequel se présentent quelques-uns des cancers de l'estomac, notamment ceux qui occupent la partie déclive de cet organe, et qu'on a observé devoir plus fréquemment leur origine à l'abus des liqueurs spiritueuses. Mais ordinairement le cancer des membranes muqueuses commence par une tumeur plus ou moins considérable, appelée squirre. 4°. Le cancer des organes glanduleux sécrétoires est encore plus isolé que celui des autres systèmes dont il a été question. Nulle part cette affection n'a, dans son origine, des limites aussi précises, ici et plus constamment que sur les membranes muqueuses, elle est précédée du squirre. 5°. On ne sait pas encore précisément si le cancer peut affecter primitivement les glandes lymphatiques,

M. Roux s'allie au sentiment plus général et plus justement fondé de ceux qui regardent, dans tous les cas, l'engorgement cancéreux de ces glandes comme une affection secondaire. Rien de plus judicieux que les réflexions absolument nouvelles de M. Roux, sur la tendance différente qu'ont nos parties à propager l'affection cancéreuse, l'époque à laquelle le cancer cesse d'être une affection purement locale, et étend ses effets sur quelques parties ou l'ensemble de l'économie animale, et enfin rien de plus effrayant que le tableau fidèle qu'il trace de la cachexie cancéreuse.

M. Roux a décrit beaucoup plus exactement qu'on ne l'avait fait avant lui l'organisation des polypes utérins. Relativement à leur siége, ces tumeurs peuvent affecter trois variétés. 1°. Les unes se prononcent entièrement dans la cavité de la matrice ou celle du vagin. 2°. D'autres siégent sur la face externe de l'utérus. 3°. D'autres enfin se développent dans le tissu même de cet organe.

De toutes les classifications proposées jusqu'à ce jour, celle de M. Roux est évidemment la meilleure : il établit neuf classes de maladies chirurgicales. Première classe, phlegmasies. Deuxième, abcès. Troisième, affections gangréneuses. Quatrième, blessures. Cinquième, corps étrangers venus du dehors. Sixième, déplacemens. Septième, ulcères. Huitième, affections propres à quelques sytêmes d'organes. 1°. A la peau. (Verrues, cors, etc.) 2°. Au tissu cellulaire, (œdeme, lipomes.) 3°. Au tissu arteriel,) anévrismes.) Neuvième classe, affections propres aux organes des divers appareils de fonctions, aux organes des sens, locomoteurs, digestifs, etc.

Les fragmens de M. Roux, sur les blessures et les hernies, contiennent une excellente classification de ces maladies. Le même esprit de méthode qui caractérise les ouvrages de ce chirurgien, distingue ses mémoires sur les fractures et les luxations. On doit lui savoir gré de sa dissertation sur les avantages de l'adhérence du poumon aux parois de la poitrine, lors des plaies pénétrantes de cette cavité, et de celle qu'il a consacrée à l'étude des phénomènes de continuité de l'inflammation, qu'il définit, une exaltation soutenue et plus ou moins durable des forces toniques d'une partie, avec anomalie du cours du sang, ou au moins anomalie de ce fluide dans les vaisseaux capillaires.

Sa thèse pour le concours de la chaire de médecine opératoire de la Faculté de Paris, vacante par la mort de Sabatier, est la monographie la plus complète que l'on ait sur cette opération. Paul d'Egine paraît avoir fait mention de la résection des extrémités articulaires, cependant on ne peut l'affirmer positivement. Le succès qui couronna l'opération de Withe, et les opérations analogues de Bent de Neuscastle et Orred, fit naître l'idée d'étendre ce nouveau mode de traitement aux articulations des membres. Withe n'avait proposé que la résection de l'extrémité supérieure du fémur et de l'humérus, Park forma le plan de l'ablation des extrémités articulaires du genou et du coude, et peut-être avait-il été de-

vancé par deux chirurgiens français, Vermandois
et Moreau de Bar-sur-Ornain. C'est par le fils
de ce dernier qu'ont été pratiquées en France les
premières résections dans les articulations de la
jambe avec le pied, et de l'ayant-bras avec la
main. (1)

Withe est le premier qui ait pratiqué la résection de l'articulation scapulo-humérale ; il conseille, ainsi que Vigarous, pour mettre la tête de
l'humérus à découvert, de faire aux parties molles
une seule incision verticale en dehors de l'articulation. Sabatier préfère un lambeau en
forme de V. Bent fit d'abord une incision verticale en partant d'une ouverture fistuleuse voisine de la clavicule, et pratiqua, aux deux extrémités de cette incision et en dehors, deux sections
horisontales, de manière à avoir un lambeau étroit
et long. Moreau le père, dans un cas où il avait
à retrancher, non-seulement la tête de l'humérus, mais encore l'angle antérieur de l'omoplate,
et une partie de l'acromion, fit deux lambeaux
carrés, l'un supérieur, adhérent à l'épaule, et
l'autre inférieur, adhérent aux chairs de la partie
externe du bras.

Withe, Vermandois, Rossi, ont seuls parlé
de la résection de l'articulation coxo-fémorale.
Une seule incision verticale, faite aux parties
molles en dehors de l'articulation, telle qu'elle a

---

(1) P. F. Moreau, *Observations Pratiques, relatives à
la résection des articulations affectées de carie.* Paris.
in-8°. an 11.

été conseillée par Withe et Vermandois, ne saurait suffire, le lambeau triangulaire prescrit par le professeur de Turin, convient infiniment mieux. M. Roux croit qu'on ferait mieux encore de faire en dehors de l'articulation un large lambeau carré, adhérent par son bord supérieur.

Park, dans un essai qu'il fit de la résection de l'articulation huméro-cubitale sur le cadavre, pratiqua une seule incision longitudinale à la partie postérieure de l'articulation. Ayant fléchi l'avant-bras et n'ayant pu luxer l'olécrâne en arrière, il scia cette apophyse, sépara ensuite facilement l'humérus du radius et du cubitus, et fit successivement la résection de cet os et des deux autres, après avoir convenablement détaché les chairs de la partie antérieure. Le procédé de Moreau et Champyon est plus rationel. On fait une première incision verticale et parallèle à la crête qui surmonte le condyle interne de l'humérus, depuis deux pouces au-dessus de ce condyle jusqu'au niveau de l'articulation. Une seconde incision est faite de la même manière du côté opposé. Ces deux incisions sont ensuite réunies immédiatement au-dessus de l'olécrâne par une autre incision transversale, qui, ainsi qu'elles, comprend toute l'épaisseur des chairs et pénètre jusqu'à l'os. Le lambeau formé par ces trois incisions est relevé de bas en haut, le chirurgien s'assure de l'os, détache successivement en dedans et en dehors du bras les chairs qui adhèrent à la face antérieure de l'humérus, garantit les parties molles de l'action de la scie,

en engageant entr'elles et l'os une lame de bois
ou le manche d'un scalpel, et pour enlever la
portion d'humerus réséquée, divise les liens
qui l'assujétissent aux os de l'avant-bras. Ceux-ci
sont-ils malades ? l'opérateur en retranche la portion altérée en prolongeant les incisions interne
et externe.

Park, en pratiquant la résection de l'articulation
fémoro-tibiale, crut d'abord qu'une incision
longitudinale pourrait suffire; mais il fut obligé
d'en faire une seconde, transversale, au-dessus
de la rotule, et de découper quatre lambeaux.

Le procédé de Moreau est préférable; le malade couché sur le dos, etc., on fait de chaque
côté de la cuisse une incision longitudinale qui,
pénétrant jusqu'au fémur, immédiatement au-
devant des tendons fléchisseurs de la jambe,
s'étend depuis deux pouces au-dessus des condyles du fémur, jusqu'à ceux du tibia. On réunit ces deux incisions par une section transversale, qui, passant au-dessous de la rotule, pénètre jusqu'à l'os. On détache de bas en haut le
lambeau qui comprend la rotule, et on enlève
cet os s'il est malade. Pour couper le fémur au-devant des condyles, il faut, autant que possible,
faire fléchir la jambe sur la cuisse, puis engager
sous l'os un couteau étroit qui doit être conduit
avec toutes les précautions convenables pour éviter les vaisseaux poplités. Le doigt, ou un corps
mince et étroit substitué à l'instrument tranchant,
garantit les chairs de l'action de la scie. La section de l'os achevée, on détache le fragment en

coupant les ligamens. Pour découvrir le tibia et la partie supérieure du péroné, il faut faire une incision longitudinale le long de la crête du tibia, et prolonger l'incision externe jusqu'audessous de la tête de l'os qui lui est contigu; par là, on obtient un lambeau formé des chairs de la partie antérieure de l'espace interosseux. On détache ce lambeau de haut en bas, on découvre l'extrémité supérieure du péroné, et on l'isole des parties environnantes pour la scier. On dissèque le lambeau interne, angulaire, formé par la peau qui couvre la partie supérieure de la face interne du tibia, et après avoir isolé les condyles de cet os des chairs postérieures et internes, on en fait la résection avec la scie.

Cette résection a été faite récemment par M. Roux. L'événement n'a pas répondu à la dextérité peu commune de l'opérateur; le malade succomba peu de jours après.

Moreau le père a pratiqué la résection de l'articulation tibio-tarsienne, et Moreau le fils celle de l'articulation radio-carpienne.

Les nouveaux élémens de médecine opératoire de M. Roux étaient d'autant plus nécessaires, qu'aucun des traités d'opérations qui les ont précédés n'est au niveau des progrès de l'art. Ceux de Ledran, Sharp, Bertrandi, Leblanc, Rossi, Lassus, etc., ne peuvent être considérés comme des ouvrages élémentaires. Un homme bien supérieur aux écrivains que je viens de citer, Sabatier, les laissa au loin derrière lui en publiant sa Médecine opératoire; excellent livre, mais qui aujourd'hui n'est plus complet. Il est étrange que son auteur ne l'ait point enrichi des procédés opératoires modernes , dans la seconde édition qu'il en publia en 1810.

Le plan de M. Roux est vaste, fort bien disposé , et son ouvrage peut en quelque sorte former , avec celui de M. Boyer , ce système des connaissances chirurgicales , attendu depuis si long-temps. M. Roux divise les opérations en quatre classes. Première classe , opérations dont le but essentiel est la réunion ou sinthèse. Deuxième classe , opérations dont le but essentiel est la division ou dièrèse. Troisième classe, opérations qui consistent principalement dans la dilatation. Quatrième classe , des opérations par exérèse. Les prolégomènes entièrement omis dans l'ouvrage de Sabatier, sont supérieurement traités dans celui de M. Roux. L'article sur la dilatation est entièrement neuf, rien de plus complet que l'exposé des opérations relatives aux plaies récentes et aux anévrismes; enfin beaucoup d'ordre, une grande érudition, plus nécessaire ici que dans un traité élémentaire de chirurgie , surtout des connaissances étendues sur l'état actuel de l'art chez nos voisins, particulièrement les Anglais; un style clair, rarement diffus, telles sont les qualités qui distinguent éminemment les nouveaux élémens de médecine opératoire. (1)

____

(1) Roux (Phil.-Jos.), *Mélanges de chirurgie et de physiologie*, 1 vol. in-8°. Paris 1809. Les vues générales sur le cancer, le mémoire sur les polypes utérins , et une

M. Alibert a enrichi l'art de guérir, d'une excellente monographie, sur les maladies cutanées, affections encore peu connues des médecins, et dont plusieurs avaient échappé aux recherches du savant Lorry. (1) Le style correct et fleuri de

dissertation sur les avantages de la percussion de la poitrine, sont insérés à la fin du 3e. volume des *OEuvres de Desaut.*.

De la résection des portions d'os malades , soit hors des articulations , soit dans les articulations , in-4°. , Paris 1812.

Nouveaux élémens de médecine opératoire , 1er. vol., 2 parties, in-8°., Paris 1812.

Mémoire sur la réunion immédiate des plaies après les amputations , in-8°. , Paris 1814.

Dictionnaire des Sciences Médicales , article *Dilatation.*

Bibliothèque Médicale , tome **XX.**

Mémoire sur l'influence de l'action musculaire dans la production des phénomènes subséquens, des fractures et des luxations. Même journal , tome **XXI.** *Réflexions sur l'anévrisme en général, et les différentes méthodes opératoires de l'anévrisme externe.*

On doit à M. Roux la connaissance d'un nouveau moyen curatoire du strabisme , qu'il assure avoir réussi sur lui-même. Il a fait en 1814, à l'imitation de Morand et de Chopart, un voyage en Angleterre , dont la relation , lue à la Société de Médecine de Paris, et écoutée avec le plus vif intérêt, vient enfin de paraître.

(1) **Alibert** (J.-L.), *Description des maladies de la peau, observées à l'hopital St.-Louis ,* Paris 1806 et suiv , 12 livraisons, grand in-folio , papier vélin , figures coloriées. Magnifique ouvrage.

Précis historique et pratique sur les maladies de la peau, tom. Ier. in-8°., Paris 1810.

M. Alibert rappelle celui de Vicq-d'Azir et de Cabanis. Ces médecins, tellement favorisés de la nature qu'ils auraient pu prétendre à tous les genres de succès, ont un rival dans un professeur de la Faculté de médecine de Paris , qui unit comme eux, l'art d'écrire avec élégance et pureté à la profondeur de la science. Ce mérite est si rare aujourd'hui, qu'à ce seul trait tout le monde reconnaîtra M. le chevalier Richerand.

M. Léveillé a traduit et augmenté de notes judicieuses le Traité des maladies des yeux de Scarpa , et puissamment contribué à répandre en France l'opération de la cataracte, par dépression, employée avec tant de succès par le professeur de Pavie, et aujourd'hui presque universellement adoptée.

C'est d'après les belles considérations de Scarpa sur l'organisation du tissu osseux, qu'il a basé sa théorie de la nécrose, publiée avant lui, probablement à son insçu, mais sans aucun développement, par les éditeurs de Bertrandi ; Brugnone et Penchiennati (en 1787). La nécrose, dit M. Léveillé, est la mort plus ou moins profonde d'un os long, ou d'une partie dans laquelle l'ossification du périoste n'a jamais lieu, et dans laquelle il ne se fait jamais de réparation de tissu. Le périoste est absolument nécessaire à la vie de l'os qu'il recouvre. C'est de cette membrane que les vaisseaux pénètrent dans son parenchyme; sa dénudation produit infailliblement une nécrose *partielle et superficielle*, qui sera expulsée comme une escarre gangréneuse, par les seuls efforts de la nature , par l'action vitale augmentée de toutes les parties saines qui l'environnent.

Une inflammation de la membrane médullaire, un dépôt qui lui succède, provoquent l'accumulation du pus dans la cavité d'un os long. L'os est frappé de mort dans cette partie de son tissu qui recevait la vie des vaisseaux sanguins que lu transmettait la membrane médullaire , et il en résulte une nécrose *partielle et profonde.* Tout ce qui est revêtu par le périoste, est absolument sain , et doit concourir à l'expulsion du corps étranger qu'il contient et qui lui est concentrique. Pour cela il se gonfle , se tuméfie, l'os, de compact et serré qu'il était, se transforme en une substance épaisse, spongieuse, molle. L'inflammation du tissu parenchymateux de l'os sain , se continue bientôt au périoste , au tissu cellulaire qui le recouvre, et à toutes les parties molles qui l'avoisinent. C'est cette partie saine de l'os, accrue par l'inflammation qui simule cette ré. génération osseuse qu'on a cru exister toujours en pareil cas. La surface extérieure du séquestre qui correspondait à la partie corticale encore saine de l'os , est inégale, rugueuse et burinée ; la surface profonde et médullaire est telle qu'on la voit dans son état naturel. La nécrose superficielle et partielle présente des caractères opposés.

Si un os est privé des vaisseaux qu'il reçoit du périoste et de la moëlle, il se nécrose dans toute son épaisseur. Une gaine osseuse ne se forme point, et le sequestre se détache avec le temps.

La pièce d'os exfoliée laisse après elle un vide
assez considérable qui se remplit de bourgeons
charnus, auxquels succède une cicatrice constamment enfoncée ou déprimée. Un os peut-il se
nécroser en totalité et se régénérer ? Des faits de
ce genre ont été observés. Weidman a vu un os
maxillaire inférieur régénéré, les mouvemens
d'abaissement de la machoire étaient un peu
gênés, mais ne s'en faisaient pas moins. Chopart
a vu le même phénomène sur un omoplate. On
trouve dans les mémoires de l'Académie de chirurgie, l'observation d'une clavicule extraite en
entier et remplacée par un nouvel os. Richter,
David, Acrell, ont consigné dans leurs ouvrages
un certains nombre de faits analogues : les observations d'extraction d'une grande portion du
tibia dans toute son épaisseur sont extrêmement multipliées, l'os s'est reproduit dans ces
différens cas, et Vigarous prétend même, dans
son excellent mémoire sur les régénérations osseuses, qu'il n'est aucune partie du squelette
qui n'ait fourni sur le vivant un exemple de cette
reproduction. M. Léveillé n'est point convaincu
de la réalité de ces régénérations. Il est vrai
qu'elles ébranlent beaucoup sa théorie des nécroses, mais est-il plus extraordinaire de les
admettre que ces tissus de nouvelle création,
ces fausses membranes par le moyen desquelles
il est bien constant aujourd'hui que se font les
cicatrices et les adhérences ? Il ne faut point con-
clure rigoureusement, dit M. Boyer, que l'extinc-
tion de la vie dans les os tienne à la destruction

du périoste; sans doute les vaisseaux qui en par-
tent et se distribuent dans le tissu osseux, jouent
le principale rôle dans la nutrition de ce tissu,
mais les communications innombrables de ces
vaisseaux, soit au-dedans avec ceux que fournit
la membrane médullaire, soit au-dehors de l'organe lui même, assurent suffisamment la circulation des humeurs qui le parcourent, pour que
la nutrition n'y doive pas souffrir un dommage
notable par la séparation pure et simple d'une portion même considérable du périoste. M. Boyer et
beaucoup d'autres praticiens admettent les régénérations osseuses, qu'il n'est pas plus facile de
nier, que de prouver.

Un mémoire de M. Léveillé, sur les luxations
de la cuisse en haut et en devant, contient plusieurs observations de ce déplacement très-rare.
Cinq lettres qu'il a écrites sur la carie, et dont
une à la phtisie des os pour objet, sont une monographie complète de ces désorganisations du
tissu osseux.

Les mémoires de la Société médicale d'émulation contiennent deux excellentes dissertations
de M. Léveillé. Il traite dans l'une des saillies
des os après les amputations. Volpi, le premier,
et après lui Scarpa, ont appliqué au traitement
de ces saillies les expériences physiologiques de
Troja. Pour obtenir la séparation de la portion
excédente de l'os, il s'agit de la nécroser: on y
parvient facilement en détruisant, dans une égale
étendue, le périoste et la membrane médullaire.
La seconde dissertation de M. Léveillé est con-

sacrée à l'étude des plaies d'armes à feu, dans lesquelles un membre a été emporté par un corps étranger lancé par la poudre à canon.

C'est en 1812, que parut sa nouvelle doctrine chirurgicale. Elle est divisée en cinq parties. Première partie, lésions physiques des tissus, congéniales et accidentelles. Deuxième, lésions des propriétés vitales. Troisième, corps étrangers. Quatrième, lésions organiques. Cinquième, adynamie et mort des tissus, amputations. Cet ouvrage est remarquable, par l'érudition étendue et bien choisie qui y règne, mérite aujourd'hui assez rare et qu'il est plus facile de déprécier que de posséder; par l'ordre sévère qui préside à la description des maladies; surtout par des recherches qu'on ne trouverait point ailleurs sur leurs guérisons spontanées et l'anatomie pathologique des tissus malades. Quelques articles sont traités ex professo : tels sont ceux qui ont pour objet les corps étrangers, la nécrose, les plaies, les abcès, etc. Mais la nouvelle doctrine chirurgicale présente plusieurs omissions importantes; rien sur les maladies des dents, les fungus hœmatodes, l'opération de la pupille artificielle; nuls détails sur les ulcères en général, ceux qu'il est dangéreux de guérir, les ulcères atoniques. Plusieurs affections morbides importantes sont à peine esquissées, tels sont les articles consacrés aux tumeurs blanches, fort mal décrites et confondues avec les abcès articulaires, l'osteo-sarcôme, les loupes. Mais rien ne prête plus à la critique que la classification adoptée

par l'auteur; il est étrange qu'il ait rangé les hernies parmi les lésions organiques chroniques.
Malgré ces imperfections, la nouvelle doctrine
chirurgicale est un fort bon ouvrage. (1)

Le baron Wenzel, l'un des plus célèbres
oculistes de l'Europe, est l'auteur d'un procédé
opératoire pour l'extraction du cristalin opaque,
qui est à peu de chose près celui qu'on emploie
aujourd'hui. Le bistouri dont il se sert, et auquel
il a donné le nom de cératotome, parce qu'il
agit principalement sur la cornée, a la forme
d'une lancette; la lame est droite, plus longue
mais moins large que cet instrument. Elle a dix-
huit lignes de longueur et trois dans sa plus
grande largeur; à six lignes de la pointe, sa
largeur diminue et n'a plus qu'une ligne et demie
d'étendue; enfin elle offre, à trois lignes de sa base,
une très-légère saillie, pour faciliter la section de
la cornée : l'autre côté est mousse et arrondi

---

(1) Léveillé (J.-B.-F.). *Lettre sur l'opération de la
cataracte par dépression. Recueil périodique de la Société de Médecine de Paris*, tome XII, page 392.

Traité des maladies des yeux de Scarpa (traduction),
2 vol. in-8°., Paris 1802. Deuxième édition, augmentée
d'un mémoire de Ware sur *l'ophtalmie*, 2 vol. in8°.,
Paris 1807.

Mélanges de chirurgie et de physiologie, par A. Scarpa
et J.-B. Léveillé, 1 vol. in-8°., Paris 1804, fig.

Nouvelle doctrine chirurgicale, 4 vol. in-8°., Paris
1812.

*Lettres (cinq) sur quelques affections du tissu osseux.
Recueil périodique de la Société de Médecine,* tom. XXV
et XXVI.

jusqu'à peu près une ligne et demie de son extrémité, où elle est tranchante. Cette lame est
fixée sur un manche à huit faces, de trois pouces
neuf lignes de longueur; le même instrument
peut servir pour les deux yeux.

Le malade convenablement assis, l'œil sain
couvert, etc., l'opérateur prend le cératotome de
la main droite, le dispose à peu près comme
une plume à écrire, et après s'être assuré que
la pointe et le tranchant sont en bon état, il le
tient ferme et pas trop près de la lame, pour
pouvoir agir selon le besoin. Si c'est l'œil droit
qui est à opérer, il prend son instrument de la
main gauche, recommande au malade de porter
son œil vers le petit angle, et plonge le cératotome vers la partie supérieure de la cornée, à
un quart de ligne à peu près de la sclérotique,
de manière que la lame soit dirigée obliquement
de haut en bas et de dehors en dedans, toujours
dans le plan de l'iris. Lorsque l'instrument, après
avoir percé la cornée, arrive à la pupille, l'opérateur, en élevant légèrement la main, introduit
la pointe du cératotome dans cette ouverture,
et la dirigeant imperceptiblement, atteint la capsule cristaline, et la coupe ou plutôt la dilacère.
Cela fait, il la dégage de l'ouverture pupillaire,
remet l'instrument dans sa première direction,
c'est-à-dire le plan de l'iris, et continuant de le
pousser, perce la cornée du côté opposé à celui
par lequel il est entré. L'incision de la cornée
en demi-cercle s'achève par la seule introduction
de l'instrument.

Si la capsule cristalline antérieure est trop
dure, trop coriace pour être incisée sur-le-champ
avec la pointe du cératotome, on l'ouvre avec une
aiguille propre à cet effet. Cette aiguille a une
ligne de largeur dans toute sa longueur, qui est
à peu près de deux pouces et demi ; son extrémité est plate , elle a une légère courbure, d'environ un quart de ligne. Cet instrument est d'or
fin , et monté sur un manche à pans. (1)

Le traducteur des memoires de la Société d'E-
dimbourg , M. Demours , auquel de grands
succès dans le traitement des maladies des yeux
ont mérité le nom d'oculiste habile, a lu à l'Institut, dans l'an 8, une observation sur une pupille
artificielle ouverte tout auprès de la sclérotique,
par l'excision avec des ciseaux , d'une petite
portion de cette membrane. Wenzel a revendi-
qué en sa faveur la gloire de cette opération. Le
citoyen *Sauvages* éprouva à l'âge de vingt-deux
ans des ophtalmies violentes et répétées, accom-
pagnées d'abcès dans les cornées, qui laissèrent
écouler à plusieurs reprises l'humeur aqueuse de
chaque œil, et furent suivies de l'opacité de la
totalité de la cornée de l'œil droit, et des quatre
cinquièmes de celle de l'œil gauche. L'iris de
chaque œil resta appliquée à la face concave de

Traité de la cataracte , par Wenzel fils , in-8°., Paris
1786.

Manuel de l'oculiste , ou *Dictionnaire ophtamologi-
que* , 2 vol. in-8°., Paris 1808 , 24 planches.

la cornée, il ne subsista, par conséquent, aucune
trace de l'humeur aqueuse, et le malade fut
pendant quatre ans dans l'aveuglement le plus
complet. L'œil droit ne présentant aucune ressource, M. Demours conçut l'idée d'ouvrir une
pupille artificielle à la partie supérieure latérale
externe de l'iris de l'œil gauche, tout auprès de
la sclérotique, sur l'endroit où la cornée avait
conservé de la transparence dans une très-petite
portion de son étendue. L'opérateur plongea un
bistouri à cataracte dans la cornée transparente
et dans l'iris, tout auprès de la sclérotique, en
observant de pratiquer l'ouverture du l'iris un
peu plus bas que celle de la cornée, afin d'éviter
l'obstacle qu'une cicatrice pourrait apporter à la
vue. Il introduisit ensuite dans cette ouverture
une des branches d'une paire de ciseaux étroits
et déliés, qui pénétra un peu dans le corps vitré,
L'autre branche fut portée entre la cornée et l'iris,
qui, dans cet endroit, était seulement appliquée et
non collée à la face concave de la cornée. Il en-
leva un petit lambeau de l'iris, de la grandeur
et de la forme d'un grain d'oseille, au moyen de
deux coups de ciseaux, et la vue fut aussitôt et
pour jamais rétablie. Nous jugeons, disent les
commissaires de l'Institut, MM. Cuvier et Sabatier, nommés pour examiner l'opération de M.
Demours, que la classe doit accueillir, conserver et publier l'observation que M. Demours
lui a présentée, comme renfermant une découverte importante, et qui recule en ce point les

limites de l'art de guérir. (1) Wenzel n'en porte pas à beaucoup près un jugement aussi avantageux.

Parmi les ouvrages récemment publiés sur les maladies des yeux, on distingue, sous le rapport du nombre et de la grosseur des volumes, ceux de Pellier de Quenqsgy, (2) et de l'abbé Desmonceaux. (3) Le livre du docteur Gleize, intitulé Nouvelles Observations Pratiques sur les maladies de l'œil et leur traitement (4), contient des faits qui ne peuvent guères être nouveaux que pour M. Gleize; il est écrit moitié en vers, moitié en prose. Ces trois ouvrages sont ornés des portraits de leurs auteurs : quel dommage, si l'on n'eût pas conservé à la postérité les traits de ces chirurgiens célèbres !

M. Caron, chirurgien en chef d'un des petits hospices de Paris, a trouvé le secret d'imprimer huit ou dix volumes, et de soutenir des paradoxes étranges , sans parvenir à se faire connaître. Quelques personnes ont cependant en-

---

(1) *Observation sur une pupille artificielle ouverte tout auprès de la sclérotique*, suivie du *rapport de MM* Cuvier *et* Sabatier, *à l'Institut*, et de celui fait à la Société de Médecine, par M. Roussille-Chamseru , in-8°., 12 pages , fig. , Paris.

(2) Deux vol. in 8°. , Montpellier 1783.

(3) *Traité des maladies des yeux et des oreilles*, par M. l'abbé Desmonceaux , Paris 1806, 2 vol in-8°.

(4) Un vol. in-8°. , Orléans 1812.

tendu parler de sa passion singulière pour la tracheiotomie. (1)

M. Canolle, chirurgien en chef de l'Hôtel-Dieu de Poitiers, a proposé un nouveau procédé pour l'introduction du seton dans les voies lacrymales par les fosses nasales. La fistule étant reconnue, ce chirurgien désobstrue les canaux excréteurs des larmes, et juge s'il est nécessaire de les dilater. Croit-il le seton indispensable ? la tête du malade convenablement assujétie, le chirurgien tient de la main droite, comme une plume à écrire, une corde chanterelle huilée : il l'enfonce par le trou de la fistule, dans le sac lacrymal jusque dans les fosses nasales. Quand le malade sent une démangaison dans l'arrière-bouche, le chirurgien explore cette cavité, saisit le corps étranger avec des pinces, et l'amène en dehors : puis il introduit une petite bougie dans la narine qui correspond au côté de la fistule, jusqu'à ce qu'elle soit parvenue derrière le voile du palais, alors il la retire également avec des pinces, et vient la lier à l'extrémité de la chanterelle. Il retire aussitôt la bougie par la narine, la chanterelle la suit, on la sépare de la bougie et on attache un fil à son extrémité. La chante-

____

(1) Comment M. CARON, qui a tant et si plaisamment écrit il y a quelques années, contre l'organisation de l'École de Médecine, ne profite-t-il pas de la belle occasion qui se présente, pour proposer aussi quelque nouveau plan de réforme, et réclamer à grands cris la restauration de l'Académie? *Tu dors Caron.*

relle tirée par le trou de la fistule, entraîne avec elle dans les voies lacrymales le fil auquel le seton est attaché. Il n'est pas probable que ce procédé fasse oublier ceux qui sont en usage.

Celui de M. Girard paraît plus méthodique ; il consiste à introduire par le point lacrymal et jusqu'à l'ouverture du nez, un instrument en forme d'aiguille, fait avec un ressort de montre, au moyen duquel on passe le seton dans l'appareil lacrymal (1).

L'extrême difficulté de cette manœuvre sera toujours un grand obstacle à son emploi.

On doit à M. Deguise un nouveau procédé opératoire pour la guérison des fistules salivaires. Chez la personne qu'il opéra, la fistule était si étroite qu'elle pouvait à peine admettre un stylet des plus ténus. M. Deguise porta par l'orifice fistuleux, dans le canal parotidien, le plus avant possible vers sa naissance, la pointe acérée d'un petit troicart, perfora la joue du côté de la bouche, retira le poinçon, et introduisit un fil de plomb par la canule qu'il ôta. L'instrument fut placé de nouveau dans la fistule, dirigé en avant, et enfoncé à travers la joue, pour passer de la même manière, le bout du fil de plomb resté au dehors. Les deux ouvertures formaient un V. Séparées par un grand espace au dedans de la bouche, elles se confondaient en dehors dans l'ouverture fistuleuse, à laquelle correspondait l'anse du fil de plomb.

____

(1) Recueil périodique de la Société de Médecine de Paris.

Un point de suture fut pratiqué sur l'orifice externe de la fistule salivaire , et dès que la cicatrice fut solide , le fil de plomb fut retiré et la salive coula dans la bouche par les deux ouvertures.

M. Percy a guéri plusieurs fois des fistules salivaires en perçant la joue par une seule ouverture correspondant à la fistule, et en plaçant une des extrémités du fil de plomb dans la portion du canal salivaire qui repose sur le masseter, tandis que l'autre extrémité était repliée au dedans de la bouche. Une compression médiocre de la joue sur l'arcade dentaire, suffit pour assujétir cette anse de plomb.

Plusieurs procédés opératoires ont été proposés pour exécuter la taille latéralisée le plus parfaitement possible, aucun d'eux , excepté peut-être celui de Guerin de Bordeaux, ne mérite d'être mentionné. Les chirurgieus ont trouvé beaucoup d'inconvéniens et fort peu d'avantages dans les modes opératoires, prétendus nouveaux, de Debret, de Ferrier, qui veut que l'on taille avec un instrument formé par la bizarre union du lithotome caché, et de l'instrument de Guérin. Le gorgeret de Haukins a été modifié de mille manières. L'abandon général de cet instrument me dispense de décrire les corrections que lui ont fait subir Bell, Cline, Cruiksanks. Scarpa veut que la gouttière du gorgeret n'aît que deux lignes de profondeur sur quatre de largeur qui décroit, et que vers la pointe, le bord tranchant soit un bistouri droit qui insensiblement devienne convexe et se relève au-dessus du niveau de la cannelure du calheter. Ainsi, l'inclinaison de la lame tranchante à l'axe longitudinal du gorgeret est sous un angle de 69o, c'est-à-dire la même que celle du côté gauche de la prostate avec le même axe du col de l'urètre. (1)

Les instrumens nécessaires pour l'exécution du procédé de M. Traveyran, sont un cathéter cannelé, uni à son extrémité supérieure par un porte-conducteur, à un troicart également cannelé, qui se meut, au moyen d'une charnière, dans la même direction que l'extrémité inférieure du cathéter, un lithotome dont le dos porte deux entailles destinées à recevoir le manche du troicart pendant l'opération. On introduit le catéter dans la vessie, et après l'avoir relevé vers le pubis, on l'incline vers l'aine droite. Alors l'opérateur plonge le troicart à côté du raphé, à huit lignes environ de l'anus, de manière que sa pointe pénètre dans la cannelure du cathéter et perce la portion membraneuse de l'urètre. Alors il coule quelques gouttes d'urine. Tenant l'instrument de la main gauche, dont le petit doigt est engagé dans un anneau qui se trouve à la partie supérieure du cathéter, le chirurgien saisit le lithotome de la main droite, pose l'indicateur sur l'entaille, et glisse le tranchant du lithotome dans la cannelure du troicart et du ca-

---

(1) Léveillé, Nouvelle Doctrine Chirurgicale. Il est question ailleurs, avec quelque détail, du procédé de Guérin.

théter. Dès qu'il est parvenu à l'extrémité de la rainure, la poignée du troicart pénètre dans l'entaille pratiquée sur le dos du lithotome, et l'opération se termine à la manière ordinaire.

M. Viguerie fils, chirurgien en chef adjoint de l'hôpital de Toulouse, est l'auteur d'une excellente dissertation sur la taille latéralisée, le nom qu'il porte est connu fort avantageusement.

Parmi les différentes monographies, publiées récemment sur les maladies chirurgicales, il en est peu d'aussi complètes que celle de MM. Bayle et Cayol sur le cancer, insérée dans le Dictionnaire des Sciences Médicales. Cet excellent ouvrage n'est cependant que le précis d'un plus grand travail attendu avec impatience.

Le succès mérité qu'obtinrent dans le dix-huitième siècle les principes de chirurgie de Georges-Lafaye, a séduit MM. Mouton et Legouas. Le premier a donné une nouvelle édition de cet abrégé, entièrement refondue et élevée au niveau des connaissances actuelles; le second a publié un ouvrage rédigé sur le même plan et écrit dans le même esprit. Ces chirurgiens se sont proposés de renfermer, dans un étroit espace, un précis de l'état actuel des sciences médicales; mais le même succès n'a pas couronné leur entreprise; les nombreuses additions de M. Mouton n'ont pu rendre, à l'ouvrage de l'éditeur de Dionis, la célébrité dont il jouit si long-temps, tandis que les nouveaux principes de chirurgie de M. Legouas ont obtenu en peu de temps les honneurs d'une seconde édition. (1)

Le Dictionnaire des Sciences Médicales serait une bien plus belle entreprise, si son exécution répondait aux noms qui décorent le titre de chaque volume. La partie chirurgicale est en général traitée avec peu de soin, à l'exception d'un petit nombre d'articles disséminés de loin à loin, et rédigés par MM. Percy, Boyer, etc. M. Percy a animé les sujets qui lui ont été confiés de l'intérêt le plus piquant; rien de plus intéressant et et en même temps de plus instructif que ses articles sur les ruptures du diaphragme, l'érudition, et les entes animales. On trouve dans ce dernier deux observations de doigts coupés entièrement et réunis avec succès, par M. Balfour: ces observations, toutes extraordinaires qu'elles puissent paraître, ont des analogues qu'on ne peut guères rejeter. Heister dit que la femme d'un boucher s'étant coupé le doigt avec un couperet, il réunit aussitôt et obtint sa réunion, sans autre secours que celui d'un bandage artistement fait. Un ouvrier, d'un coup de hache porté à faux, se coupe entièrement l'extrémité du doigt indicateur gauche, la section était oblique, et traversait l'articulation des deux derniers phalanges, en divisant une partie de la tête de chacun des deux os, Flurant de Lyon réunit le doigt coupé un quart d'heure après

----

(1) Mouton, Principes de chirurgie de Lafaye, nouvelle édition, *Paris*, 1811, 1 vol. *in-8°*. Legouas, Nouveaux Principes de Chirurgie, seconde édition, *Paris*, 1813, un vol. *in-8°*.

l'accident, au moyen de quelques points de suture et d'un appareil convenable, prescrit de l'humecter souvent avec du vin chaud, et à la levée de l'appareil, faite après les huit premiers jours, trouve les parties solidement réunies. Ce fait est extrait du précieux mémoire de Pouteau, sur les entes animales.

L'article *empyème*, donné au Dictionnaire des Sciences Médicales par M. Rullier, est une bonne monographie. Ce sujet ingrat ne paraissait pas devoir prêter à de si beaux développemens. M. Rullier a bien employé les matériaux que lui ont fourni les opuscules publiés sur les divers épanchemens de poitrine, par MM. Audouard, Conan, Lefaucheux, Freteau, Billard père, etc.

Quoique je ne me sois point proposé d'indiquer dans ce précis historique les divers ouvrages publiés sur les maladies vénériennes, je ne puis cependant me dispenser de citer les excellens Traités élémentaires de MM. Swediaur (1) et Lagneau. (2)

La chirurgie lyonnaise jouit depuis long-

---

(1) Swediaur, *Traité complet sur les symptómes, les effets, la nature et le traitement des maladies syphilitiques,* Paris 1809, 2 vol, in-8°, 6e. édition.

(2) Lagneau (J. V.) *Exposé des symptómes de la maladie vénérienne*, Paris, 1815, 1 vol. in-8°. L'ouvrage de M. Lagneau était, lors de sa première édition, un petit opuscule extrêmement mince; il a triplé brusquement d'épais eur en 1812, et est devenu, en 1815, un énorme in-8°. S'il suit toujours la même progression, encore deux éditions, et il formera au moins trois ou quatre volumes.

temps d'une célébrité méritée, Pouteau et Flurant, qui firent tant pour sa gloire dans la dernière moitié du dix-huitième siècle, ont aujourd'hui de dignes successeurs (1).

Un homme, non moins aimable par la douceur et les graces de son esprit, qu'estimable par ses profondes connaissances dans l'art de guérir, et qu'une mort prématurée a enlevée à ses amis dont il faisait le bonheur, et aux malheureux dont il était le père, M. Bouchet, est l'auteur d'un serre-nœud très-ingénieux, pour la ligature des polypes utérins. Le docteur Sauter a fait à cet instrument des corrections considérables : deux porte-nœuds et un serre-nœud sont nécessaires pour exécuter son procédé. Les porte-nœuds sont en baleine, leur longeur est d'environ neuf pouces, et leur partie supérieure est échancrée pour que le fil y puisse glisser aisément. Le serre-nœud est composé de boulettes de corne ou d'ivoire ; celles des extrémités de cette espèce de chapelet sont percées de deux trous, afin que d'un côté on puisse nouer le fil, et que de l'autre la ligature ayant coupé la base du polype, les

____

(1) Lyon a produit des Littérateurs et des savans fort estimables, c'est dans son hôpital que Dumas a commencé sa brillante réputation, et que Bichat s'est familiarisé avec les premiers élémens de l'art de guérir ; elle est la patrie des Jussieu, de Gilibert, etc. Parmi les médecins d'un rare talent qu'elle possède, il en est un que la reconnaissance me fait un devoir de citer, c'est M. le docteur Sauzet, ancien médecin de l'Hotel-Dieu, et maintenant médecin en chef de l'hospice de la Charité.

petites boules restent toujours enfilées et réunies. Ce serre-nœud, avec des petites boules de corne, est beaucoup plus commode que celui de Desaut. Je crois celui de M. Bouchet supérieur à celui de M. Sauter, il est aussi simple et beaucoup moins embarassant. J'ai vu cet iustrument employé avec beaucoup de succès en 1812, par M. Bouchet fils, chirurgien en chef de l'Hôtel-Dieu. (1)

Le collége de chirurgie de Lyon était, au moment de sa suppression, composé d'hommes très-recommandables, parmi lesquels je citerai MM. Faissole et Champeaux, couronnés par l'Académie de chirurgie, Rey, Tenance, Gonelle, Sausay, Dussaussoy, Cartier, Biessy, Martin aîné, Martin le jeune, Buytouzac, Carret, Viricel, Guérin, etc. (2).

Barthelmy Collomb doit être compté parmi les chirurgiens lyonnais qui ont joui, comme praticiens, d'une réputation étendue. C'était un

______

(1) Instruction pour traiter sans attèles les fractures des extrémités, avec la description de nouveaux instrumeus pour la ligature des polypes, traduit de l'allemand de M. Sauter, par Mayor, in-8°., fig., 1813, Paris.

A la description de son iustrument, M. Sauter a joint quatre observations de polypes utérins, heur eusement opérés par son procédé.

(2) M. Guérin a eu, avec plusieurs de ses confrères, des querelles fort vives qui ont donné lieu à quelques pièces curieuses. Voyez les deux mémoires du sieur Figuet contre le sieur Guérin, *Paris*, in-4°., 1782, et la requête de M. Jean-Marie Viricel, premier prévôt du collége de chirurgie de Lyon, iu-4°., Paris 1781.

homme fort recommandable , auquel on ne peut reprocher que ses ouvrages. (1) M. André Dussaussoy est l'auteur d'un traité important sur l'hydrocèle , dans lequel il fait dépendre l'épaississement de la tunique vaginale , non de l'ancienneté de la maladie; mais de causes intérieures ou de l'abus des acides minéraux à l'extérieur. Selon cet estimable chirurgien , rien ne convient mieux à cette maladie que les caustiques , surtout la pierre à cautère tombée en deliquium. On sait combien ce mode de traitement, abandonné aujourd'hui, a compté de partisans, Paul d'Egine, Alexander Beneditti , Jean Costœus , Georges Heuermann , Dale Ingram, Justaummond, Jean Else, etc. etc. (2)

Ecrivain élégant, habile opérateur, chirurgien distingué , Marc-Antoine Petit promettait d'atteindre à la réputation de l'illustre Pouteau, lorsqu'une mort douloureuse le frappa en 1811 , dans sa quarante-cinquième année. Son intéressant Essai sur la Médecine du cœur contient les principaux discours qu'il prononça à l'ouverture des cours d'anatomie , d'opérations et de chirurgie clinique de l'Hôtel-Dieu de Lyon. Ce sont des dissertations; 1°. Sur l'influence de

----

(1) *OEuvres Medico-Chirurgicales* , Lyon , Bernuset, 1798 , *in-8*.

(2) *Cure radicale de l'hydrocèle par le Caustique* , in-8°. Lyon, 1787.— *Sprengel , Histoire de la médecine* , trad. par Jourdan , in-8°. tome VII.

A. Dussaussoy, *Dissertation et observations sur la gangrène des hôpitaux* , Genève , in-4°. 1787.

la révolution sur la santé publique. 2°. Sur la manière d'exercer la bienfaisance dans les hôpitaux. 3°. La douleur. 4°. Un résumé des maladies observées dans l'Hôtel-Dieu pendant le cours de neuf années. 5°. L'éloge de Desaut.

Certains esprits, trop sévères sans doute, regrettent le temps que M. Petit a consacré à la poésie. Quelque respect que l'on doive à la mémoire de cet homme célèbre, il est difficile de penser, en lisant ses vers, qu'ils ont toujours leur mérite poétique pour excuse. *Periander était un médecin suffisant en son art, et bien estimé entre les plus excellens ; mais qui escriuoit de mauvais vers. Archidamus lui dit un jour : Je m'ébahis de toi , Periander , comment , tu aimes mieux être appelé mauuais poète que bon médecin.* Plutarque, œuvres morales, Vascosan, fol.

Haller seul , jusqu'ici, a joui du privilége de cultiver avec un égal succès la poésie et les sciences médicales , et d'atteindre à la célébrité si grande et d'un genre si opposé, de l'Hippocrate moderne, Boerhaave , et du chantre de la nature , Gesner. Cabanis avait un goût extrême pour les vers, et en a fait même de charmans ; mais il ne tarda pas à renoncer au culte des Muses , qui n'accordent quelqu'unes de leurs faveurs qu'au prix d'un abandon absolu et de soins exclusifs.

M. Petit a modifié fort avantageusement les aiguilles destinées aux ligatures (1), il a tenté

____

(1) Sa dissertation , envoyée au concours ouvert par l'Académie de chirurgie en 1791, n'a pas vu le jour;

avec succès, vingt-quatre heures après l'accident,
la suture du tendon extenseur de l'index coupé
par un coup de sabre ; les surfaces des deux bouts
furent préliminairement raffraîchies. Il opérait
ses cataractés couchés, à l'imitation de Guillaume
Rowley, professeur d'Oxford ; c'est à lui qu'on
doit l'ingénieuse méthode d'ouvrir les dépôts
par congestion, avec une aiguille rougie au feu,
et d'en extraire le pus au moyen d'une ventouse.
L'introduction de l'air est parfaitement prévenue.
M. Percy a inséré, dans le Dictionnaire des Sciences Médicales (1), l'anecdote suivante, relative à
ce procédé : « Ce fut en 1793 que Petit eut cette
» heureuse idée dont je lui laisse tout l'honneur;
» quoique nous eussions pu à cette époque, feu
» Desaut et moi, y avoir quelque part en ren-
» dant témoin ce chirurgien, encore très-jeune et
» encore étudiant, d'un procédé analogue qu'il
» ne s'agissait que de perfectionner. Mademoi-
» selle de Sainte-Marie avait un goître qui s'était
» abcédé, et qui formait une tumeur purulente

Sabatier a fait connaître le résultat des recherches de ce
chirurgien (Médecine opératoire , tome 3 , page 347 ,
première édition,) et s'il ne l'a pas nommé , c'est qu'il ne
le connaissait pas.

(1) Tome 13, pag. 486. Le procédé de M. Petit est
décrit dans un petit mémoire inséré par ce chirurgien
dans le tome premier des actes de la Société de Médecine de Lyon.

Consultez encore sur ce sujet l'excellente dissertation
de M. le docteur Lusterbourg , médecin de l'hôpital de
cette ville.

» très-considérable, à laquelle, pour éviter la dif-
» formité de cicatrices, et plus encore pour pré-
» venir les dangers d'une évacuation trop préci-
» pitée de la matière, nous nous étions contentés
» de faire à la partie déclive, deux petites ponc-
» tions avec l'aiguille à cataracte de Lafaye. Le
» pus ne pouvant s'échapper que goutté à goutte,
» et les piqûres se trouvant souvent bouchées par
» des concrétions lymphatiques, nous nous avi-
» sâmes de le pomper avec une seringue sans ca-
» nule, et ce moyen nous réussit assez bien.
» Mais il fallait, pour appliquer exactement l'ori-
» fice de l'instrument, exercer sur la partie une
» compression qui fatiguait la malade. Petit s'a-
» perçut de cet inconvénient, et un jour il nous
» proposa d'employer la ventouse, qui nous parut
» en effet préférable, et dont nous usâmes jus-
» qu'à parfaite guérison. »

Abernethy veut qu'on ouvre les dépôts froids
par une petite incision, qu'on réunit par première intention après l'évacuation du pus, et
dont on désunit les bords chaque fois qu'une
nouvelle accumulation de matières exige une nouvelle évacuation (1).

Les talens et les qualités aimables de M. Petit
feront regretter long-temps à ses compatriotes sa
perte prématurée. Il avait été nommé, peu de
temps avant sa mort, membre correspondant de
l'Institut (2).

____

(1) *Surgical and physiological* essays. Part. I., and.
part. III, p. 86., in-8°.

(2) M. A. PETIT. Essai sur la Médecine du cœur, 1
vol. in-8°., Lyon 1806,

M. Rey, ancien chirurgien en chef de l'Hôtel-Dieu de Lyon, est l'inventeur d'un cystitome qui remplit le même usage que celui de Lafaye; mais qui est bien plus commode. Cet instrument est formé par une lame d'acier qui est cachée entre deux petites lames d'argent; on la fait sortir en poussant une plaque placée à son extrémité opposée, et elle est ramenée dans sa châsse par l'élasticité d'un ressort simple, obliquement placé vers le talon de l'instrument. Dans la partie moyenne, est un anneau pour recevoir le doigt indicateur, tandis que le pouce repose sur la plaque de répulsion (1).

M. Cartier, auteur de plusieurs discours fort bien écrits, prononcés dans les séances publiques de l'ouverture des cours de l'Hôtel-Dieu, dont il était chirurgien en chef, et l'un des premiers opérateurs de Lyon, a publié un recueil d'observations chirurgicales, qui prouvent un grand praticien et un observateur judicieux. Il a eu occasion de voir la hernie observée par J. L. Petit, Papen et Lassus, sur les parties latérales du ventre, c'est-à-dire, dans l'espace compris entre le bord du grand oblique et celui du grand dorsal. Ses considérations pratiques sur les ulcères offrent un grand intérêt, surtout celles qui

---

Mémoires et observations cliniques, in-8°., Lyon, 1815.
Éloge de M. A. Petit, par le professeur Desgenettes.

(1) G. A. C. Montain. *Traité de la cataracte*, in-8°., Paris, 1812, p. 89.

ont pour objets les ulcères habituels, vénériens, etc. Les réflexions et observations de M. Cartier sur les plaies, la gangrène, les hernies, l'opération de la taille chez les femmes, réunissent le double mérite de l'importance et de la nouveauté (1). Son ouvrage a été jugé avec beaucoup d'impartialité par les rédacteurs de la Bibliothèque médicale (2) : On aime, disent-ils, à y retrouver cette sagacité d'observation, cette sagesse de jugement qui distinguent le chirurgien profond du chirurgien routinier, on aime surtout à voir l'auteur sortir quelquefois de l'étroite enceinte du traitement purement chirurgical, et embrasser, dans ses aperçus comme dans ses moyens curatifs, et l'affection locale, et l'action qu'elle exerce sur toute l'économie, ainsi que la réaction qu'elle en éprouve.

L'art important et difficile de préparer les malades aux grandes opérations n'était traité nulle part d'une manière satisfaisante, lorsque mon maître savant et chéri, M. Viricel, fit paraître un ouvrage ex professo sur cette partie essentielle de la médecine opératoire. Je crois qu'il ne sera point déplacé de donner ici un court extrait de ce travail devenu fort rare.

Toute opération grave détermine, dans l'économie animale, des symptômes généraux qu'il est nécessaire de diriger, et dont il faut détourner

---

(1) Cartier (L. V.) *Précis d'observations de chirurgie faites à l'Hôtel-Dieu de Lyon*, 1 vol. in-8°. Lyon. 1802.

(2) Tome 6, deuxième année.

les funestes effets. Il faut préparer l'individu à l'opération, c'est-à-dire, mettre son corps dans une disposition telle que les troubles que l'opération fera naître ne puissent avoir une funeste issue. Si la cause pour laquelle on opère est une de celles qui altèrent les propriétés vitales avec la plus étonnante rapidité, si l'on craint qu'un mouvement fébrile emporte le malade pendant le temps nécessaire aux préparations, alors il faut opérer sur-le-champ. Si la sensibilité des organes internes n'est pas connue, il faut, avant d'opérer, sonder cette sensibilité, et ne point se fier à des signes extérieurs d'une bonne santé. Lorsque l'altération des fonctions de la partie malade est considérable, il faut opérer de bonne heure avant que le trouble local devienne général.

Il faut avoir égard au séjour des malades dans les hôpitaux. Les miasmes putrides qu'ils y respirent débilitent leur constitution. Le chirurgien doit, ou opérer avant que l'état de l'atmosphère ait agi sur le malade, c'est-à-dire quelques jours après son entrée, ou n'opérer que, lorsqu'aubout d'un certain temps, il s'est pour ainsi dire acclimaté. Opéré et guéri, il faut le renvoyer sur-le-champ, et ne pas l'exposer, par un trop long séjour, à des fièvres adynamiques dangereuses.

Toutes les fois qu'une grande opération doit être pratiquée, il faut avoir égard, 1°. à la saison. 2°. Aux épidémies régnantes. 3°. A la constitution de l'individu. 4°. A son âge. 5°. A l'influence réciproque du moral sur le physique, et du physique sur le moral. 6°. A son sexe. Chacune de ces considérations est pour M. Viricel l'objet d'un examen détaillé, appuyé d'observations intéressantes. Rien de plus profond que ses réflexions sur les troubles généraux qui suivent constamment toute opération grave, leurs variétés, leur marche, l'art de les prévenir ou de les combattre, et c'est ici que le grand médecin se réunit au grand chirurgien. (1)

Il a guéri plusieurs anévrismes poplités par une nouvelle méthode, la compression médiate au-dessus de la tumeur, et j'ai moi-même été témoin de ses succès. Sa machine est une espèce de collier de chien qu'on peut ouvrir et fermer à volonté, formé par un cercle de fer très-épais, large de deux ou trois doigts, présentant une circonférence d'un pouce, plus large dans tous ses points que le membre sur lequel on l'applique, deux vis mobiles montant et descendant à volonté, surmontées chacune d'une pelotte de grandeur et forme diverses, situées en deux sens diamétralement opposés l'un à l'autre, sont destinées à exercer la compression. La pelotte qu'on dirige sur l'artère est convexe, étroite et résistante, l'autre, moins convexe et plus large, contribue à maintenir le collier immobile (2).

On sait que M. C. A. Bouchet, chirurgien en chef de l'Hôtel-Dieu de Lyon, a lié avec succès

---

(1) Viricel (Jean-Marie.) *Essai sur l'art de préparer les malades aux grandes opérations*, 1 vol. in-12.

(2) Morel (Réné), *Essai sur les anévrismes*, in-4°. Strabourg, 1812.

l'illiaque externe dans la cavité abdominale ; c'est à lui qu'il appartient de décrire dans tous ses détails l'un des plus beaux faits de la chirurgie moderne. Je me bornerai à rapporter le procédé opératoire.

Le malade couché sur le bord droit de son lit, la cuisse droite étendue, une incision de trois pouces de longueur, qui intéressait la peau et l'oblique externe, fut pratiquée avec un bistouri à rondache à la partie antérieure, latérale, inférieure de l'abdomen, depuis environ un pouce et demi au-dessus de l'épine illiaque antérieure et supérieure, et à trois ou quatre lignes seulement plus en dedans, jusqu'au milieu de l'arcade crurale laissée intacte. Une petite artère ouverte fut liée. Une seconde incision, faite d'un seul coup avec la pointe de l'instrument, mit le péritoine à découvert. Passant alors l'index gauche sous le muscle transverse, et s'en servant pour soulever celui-ci, l'opérateur acheva de le couper jusqu'en bas. Les intestins, poussant devant eux le péritoine, se présentèrent aussitôt dans la plaie ; un des consultans fut chargé de les maintenir. Alors avec l'index gauche, déchirant le tissu cellulaire en haut et en bas, M. Bouchet détacha le péritoine du muscle illiaque, et repoussa en bas le cœcum. Cette dilacération fut facile. Ce ne fut qu'après avoir prolongé l'incision en bas que l'artère put être saisie sur le rebord du détroit supérieur du bassin, entre la veine et le plexus crural. La douleur fut peu vive, l'artère fut isolée du tissu cellulaire qui l'unit aux autres vaisseaux avec le pouce et l'index gauches ; une aiguille courbe, semblable à celle de M. Deschamps, mais entièrement mousse à la pointe et sur les côtés, et un peu plus inclinée sur le manche, fut enfoncée dans la plaie à l'aide de l'index qui la couvrait. L'artère ayant été soulevée, fut embrassée dans la courbure de l'aiguille qui portait à son sommet un cordon de fil ciré ; celui-ci fut saisi avec une pince à disséquer, et servit à passer un lacet plat et fort de la largeur de deux lignes. L'anse de fil et avec elle le lacet en double furent retirés avec l'aiguille, ce qui fournit deux ligatures. La supérieure fut serrée la première et tout doucement jusqu'à ce qu'on ne sentît plus battre ni la tumeur, ni l'artère ; la seconde fut placée un demi pouce plus bas, douze ou quinze lignes au-dessus de l'arcade crurale, et serrée plus fort que la première. L'artère ne fut point coupée entr'elles (1).

La ligature de l'artère illiaque externe a déjà été pratiquée vingt-trois fois, et avec succès sur quinze malades. Dans ces vingt-trois opérations je comprends, dit M. Roux, les deux qui ont été faites en France, l'une à Brest, par M. Delaporte, l'autre à Lyon, par M. Bouchet, et que nous ne revoquons point en doute. Dans le nombre des succès doit être comprise l'opération de M. Bouchet, puisque le malade y a survécu plus d'un an, et qu'il est mort l'année qui suivit

---

(1) *Bulletin de la Faculté de médecine de Paris*, tome IV, page 574, 1814.

celle où l'opération lui avait été pratiquée, des
suites d'un anévrisme inguinal du côté opposé.
Des vingt et une autres opérations, quinze ont
été faites à Londres même, dans divers hôpitaux
de cette capitale, par MM. Abernethy, Ramsden,
Astley Cooper, Brodie, et Lawrence, tous
hommes auxquels il serait aussi impossible qu'à
nous de publier des faits controuvés (1).

On ne sait quelles barrières respectera la hardiesse des chirurgiens anglais. Ils ont lié l'artère illiaque interne pour un anévrisme de l'artère ischiatique, les carotides primitives à leur
naissance, ils croient possible la ligature de la
sous-clavière derrière les scalènes , et parlent
même de celle de l'artère innominée, tronc commun de la sous-clavière et de la carotide du côté
droit.

M. Martin jeune, ancien chirurgien en chef
de l'hospice de la Charité de Lyon, a enrichi les
actes de la Société de médecine de cette ville
d'observations intéressantes, et inséré les sui-

L'observation de M. Bouchet est imprimé dans ce bulletin , d'après le mémoire de l'auteur , aussi est-elle plus
exacte que partout ailleurs. On en trouve un extrait dans
le Recueil Périodique de la Société de Médecine de Paris ,
et elle est rapportée avec détail dans la dissertation suivante.

Quelques observations chirurgicales, recueillies à l'Hôtel-
Dieu de Lyon , par M. Finaz , in-4°. Paris , 1813.

(1) Roux, *Relation d'un voyage fait à Londres en* 1814.
in-8°. , page 275.

10 *

vantes dans le recueil périodique de la Société de médecine de Paris : Observation, sur un étranglement extraordinaire de l'ilému (1), sur le déplacement de l'extrémité supérieure du radius, excellente monographie (2); Observation sur une plaie de poitrine avec lésion du poumon droit, qui ne présenta aucun des symptômes des plaies pénétrantes de poitrine (1), etc., etc.

On doit au docteur Amard un mémoire très-estimé sur le cancer placé à la tête du sixième volume du recueil de la société médicale d'émulation. Il a fait un choix très-heureux parmi les observations qu'ont publié sur le cancer Hilden, Levacher, Ledran, Pouteau, et présente cette affreuse maladie dans cette dissertation, telle qu'il la décrivit au concours public pour la place de chirurgien en chef de l'hospice de la Charité, à laquelle il fut nommé. Toutes les questions que M. Amard propose sur l'origine du cancer et sa nature, sont du plus haut intérêt. C'est à ce chirurgien qu'appartient une distinction neuve des ulcères dits *noli me tangere;* première espèce, petits ulcères ronds, nés spontanément, bornés aux couches extérieures de la peau; et offrant une surface plane, blanchâtre, sans élévation ni dureté dans les bords. Ils causent une démangeaison incommode, s'agrandissent peu à peu, surtout en largeur, surviennent à l'age de

---

(1) Tome 29.
(2) Tome 34.
(3) Tome 36.

quarante à quarante cinq ans , et ont constamment leur siége vers le grand angle de l'œil. Ces
ulcères guérissent toujours par l'application d'un
caustique quelconque. Deuxième espèce. Elle
succède à un petit bouton , une verrue qui dégé-
nère spontanément , ou à force d'avoir été
touchée et irritée. Ces tubercules se gonflent ,
leur couleur s'altère , leur surface devient rabo-
teuse , et leur sommet se crève. L'ulcère qui en
résulte est inégal , d'un rouge vivace et couvert
d'une sanie fétide ; ses bords saillans , dentelés
se renversent en dehors ; fréquemment d'autres
petits boutons s'élèvent sur les environs et finissent aussi par s'ulcérer. Des douleurs vives ,
lancinantes , un sentiment de brûlure , tourmen-
tent habituellement le malade , le désordre local
amène par suite le désordre général , et ces ulcères finissent avec tous les caractères des dernières périodes du cancer.

Le Mémoire du docteur Amard sur les ulcères
en général , est l'un des meilleurs ouvrages que
l'on possède sur ces maladies (1).

M. Montain , (G. A. C.) , qui a succédé à
M. Amard dans la place de chirurgien en chef de
l'hospice de la Charité de Lyon , est l'auteur d'un
emporte-pièce pour pratiquer l'opération de la fis-

---

(1) AMARD , (L. V. F.) *Pensées sur le cancer, mémoires de la société médicale d'émulation*, sixième année,
in-8°. , page Iere. — *Observation sur un fait d'anatomie
pathologique* , ouvrage et volume cités , page 412.

Mémoire sur les ulcères en général , in-8°. , Paris 1802.

tule lacrymale, en ouvrant aux larmes une route artificielle, que M. Demours croit supérieur à ceux de même genre qui ont été proposés, et même à celui de Hunter. La tige principale, longue de deux pouces et demi, se termine par deux extrémités. La première, comme l'extrémité perforante de l'instrument de Hunter, présente de plus des petites dentelures semblables à celles du trépan, et tranchantes à leurs bords. Cette tige offre dans son milieu un cylindre d'un pouce de long sur une ligne et demie de diamètre. La deuxième extrémité offre un pivot carré de cinq lignes et demie d'épaisseur, et terminée par un pivot arrondi, d'une ligne de long. Le cylindre de cette tige est destiné à tourner dans une espèce de canon en argent, dans lequel il peut jouer avec facilité sans vaciller; ce canon est supporté par une aile horisontale propre à tenir et à fixer l'instrument. Quand ces deux parties sont réunies, elles sont retenues dans leur position respective par une petite virole taillée à pan et recevant dans son calibre le pivot carré de la tige. Cette dernière partie est surtout destinée à communiquer le mouvement de rotation à la tige perforante, par conséquent à faire tourner son cylindre dans le canon d'argent.

Le malade placé convenablement, M. Montain incise avec un bistouri la partie antérieure du sac lacrymal; parvenu dans celui-ci, il saisit de la main droite et horisontalement le perforatif, introduit sa couronne dans l'incision, et la place à la partie postérieure inférieure du sac, pour s'éloigner des points lacrymaux et de l'apophyse maxillaire. Dans ce moment, de la main gauche il saisit l'aile de l'instrument pour le fixer, tandis qu'avec le pouce et l'index de la main droite, il en pince l'extrémité paniforme, et en portant alternativement et rapidement les doigts en sens opposé, il fait tourner la tige sur son axe et dans le canon que fixe l'aile d'argent; alors la couronne mord avec facilité dans l'os unguis. La pièce est aisément emportée comme par trépanation, et l'opération est bientôt terminée. Le pansement consiste à passer une corde à boyau dans l'ouverture artificielle (1).

En 1812, M. Montain publia un traité de la cataracte et une nouvelle méthode opératoire, dont il avait tout lieu de se croire l'inventeur. En effet, il est peu probable qu'il ait eu connaissance des opérations faites dans le nord par cette méthode, et du travail de M. Tartra, qui la décrivit le premier en se trompant sur son auteur qu'i crut être M. Langenbeck de Gottingue. On ne peut refuser à M. Montain la gloire de l'avoir le premier exécutée en France (2).

Cette nouvelle méthode opératoire est la kératonixis. Ce mot signifie ponction de la cornée. Il désigne une opération par laquelle, au moyen

____

(1) Considérations sur la tumeur et la fistule lacrymales, et description d'un nouvel emporte-pièce, lues à la Société de médecine de Paris, le 4 mai 1813. *Recueil périodique de la Société de médecine*, rédigé par Sédillot, tome 47, page 161.

(2) *Traité de la cataracte*, etc. , in-8°. Paris 1812.

d'une aiguille introduite dans l'œil par un point
déterminé de la cornée, on abaisse le cristallin
après avoir déchiré sa capsule. L'opération peut
se pratiquer d'une autre manière ; quelques chirurgiens du nord divisent le cristallin en parcelles
qu'ils abandonnent à l'action des vaisseaux ab-
sorbans.

Le docteur Haan de Rotterdam, a prouvé que
la kératonixis remontait jusqu'au dix-septième
siècle. Une oculiste anglaise perça la cornée
transparente avec une aiguille, l'humeur aqueuse
s'écoula par cette ouverture, et la cornée transparente s'affaissa, l'opération réussit fort bien (1).
Cette observation pourrait être plus détaillée.

Une opération analogue est consignée dans le
recueil des thèses chirurgicales de Haller. On
porta l'aiguille de bas en haut et la cornée fut
perforée vers sa partie inférieure à une ligne environ de la sclérotique. On dirigea ensuite la
pointe de l'instrument obliquement en haut vers
la pupille, et comme l'opérateur redoutait la lésion de cette membrane, il la ménagea soigneusement. (2)

Le célèbre Mauchart fit mention de cette opé-

---

(1) *Theodor. Turquet Mayernæ. Praxis medica*, in-4°.,
London 1690.

La plupart des recherches historiques suivantes sont
extraites de l'excellente monographie de M. Haan.

(2) *An oculi punctio cataractam præcaveat ? Præs.
Petr. Lehoc resp. Leo-col de Villars Haller. disput. chirurgicæ. Laus.* 1755, in-4°., tome II, page 157.

ration en 1748 (1), Richter la conseille formel-
lement dans les cataractes laiteuses et les cas où
la pupille est fermée par un corps étranger (2).

Enfin la kératonixis fut publiée en 1806,
comme méthode opératoire, par le docteur Buchhorn (3). Ce chirurgien dilate préliminairement la pupille, en jetant sur l'œil quelques
gouttes d'une solution de jusquiame, il fait ensuite tirer en haut la paupière supérieure avec
les deux doigts d'un aide, saisit son aiguille à la
manière ordinaire (son aiguille est celle de
Scarpa légèrement diminuée), la pointe en est
dirigée contre la cornée vers le côté de l'angle
externe de l'œil, la partie convexe de l'instrument tournée du côté de l'opérateur, et la partie
concave vers la cornée ; alors il saisit le moment
où l'œil est en repos pour percer la cornée à une
ligne environ de la sclérotique ; la pointe de
l'aiguille parvenue dans la chambre antérieure de
l'œil, il la dirige vers la pupille, et exécute des
mouvemens différens, suivant la nature de la
cataracte.

Plusieurs chirurgiens allemands ont adopté la
kératonixis, entr'autres M. Langenbeck, célèbre

---

(1) Haller. *Disputationes chirurgicæ*, in-4°., t. I, p. 447.

(2) A. G. Richter... *anfangsgrunde der wundarzneykunst Dritter band Seite* 242 , Goëtingen 1804.

(3) *Buchhorn... de keratonixide , Hal.* 1806 , in-4°.
*Id... die Keratonixis eine neue Gefahrlosere methode
den erlanternden operations Geschichten, Magdeb.* 1811,
in-8°.

(Histoires des grandes opérations.)

professeur de Gottingue, qui a publié sur cette méthode opératoire une fort bonne dissertation au commencement de 1811. M. Langenbeck opéra seize cataractes en 1809, dix furent guéris par la nouvelle méthode et six par l'ancienne (1).

L'aiguille qui doit servir à cette opération a subi différentes modifications. Le docteur Bénédict de Chemitz voulait qu'elle fût plus longue que l'aiguille ordinaire, et que sa pointe fût plus courte et plus large, et sa partie tranchante un peu courbée sur sa partie postérieure. Spœrhl expose, dans une thèse soutenue à Berlin, les changemens que le professeur Grafe a fait subir à l'aiguille. Il voulait que l'on fît une petite croix à sa partie moyenne, pour être plus sûr de la profondeur à laquelle l'instrument a pénétré. Siebold croit que la forme qui lui convient le mieux est celle d'une lame à deux tranchans. L'aiguille de M. Langenbeck a la forme suivante: Sa pointe est triangulaire et tranchante, ses bords sont prononcés et elle est un peu courbée à son sommet, le col de l'aiguille s'amincit insensiblement et s'arrondit à proportion qu'il s'éloigne de la partie triangulaire ; cette aiguille est portée sur un manche taillé à pans. L'instrument de M. Montain a cinq pouces et demi de longueur totale, l'aiguille arrondie dans presque toute son étendue est un peu plus épaisse vers son talon qu'à son extrémité, elle offre un tiers

____

(2) *Langenbeck... bibliotek fur die chirurgie herausgegebendes, vierten, bandes Zweytés stuek, p. 506, Gott. 1811.*

de ligne dans sa moindre épaisseur et une ligne dans sa plus grande ; à deux lignes et demie de son extrémité, elle commence à s'applatir pour se terminer en fer de lance aiguisé de telle sorte, que ses côtés ne sont tranchans que depuis les deux angles latéraux. Cette extrémité tranchante n'a guère plus d'une demie ligne dans sa plus grande longeur. Le manche a trois pouces et demi d'étendue, il est droit, taillé à pans, et présente des marques qui correspondent aux tranchans de la lame, pour indiquer la position de celle-ci dans l'intérieur de l'œil.

Avant l'opération, M. Langenbeck dilate la pupille en projetant sur l'œil quelques gouttes d'une solution d'extrait de belladone ou de jusquiame délayé dans l'eau distillée, et fait fixer les paupières convenablement par un aide. On peut opérer de la main droite et l'œil gauche et l'œil droit, avec cette différence, que pour opérer le gauche, la main prend son point d'appui au moyen du petit doigt appuyé sur la mâchoire inférieure ou la joue, tandis que pour l'opération de l'œil droit, la même main droite doit s'appuyer sous le nez. L'aiguille est tenue comme une plume à écrire, quelquefois, et même ordinairement, M. Langenbeck l'introduit dans l'œil au travers de la cornée par le milieu de la pupille, et lorsqu'elle a pénétré obliquement de bas en haut dans la capsule cristalline, il la fait agir à la manière de l'aiguille de Scarpa. M. Montain perfore la cornée à l'extrémité externe de son diamètre transversal ; il cite une observation de succès dans son ouvrage, le sujet présentait beaucoup de chances défavorables, cependant, au rapport de M. Montain, l'abaissement antéro-postérieur eut une réussite si brillante, que l'opéré guéri eut une vue plus distincte que celle qu'il avait, avant sa maladie.

La kératonixis présente des avantages incontestables, elle peut être pratiquée de la même main. On peut disposer d'une plus grande surface pour introduire l'instrument que par la méthode ordinaire, on ne peut déprimer le cristallin cataracté en perforant la sclérotique, sans blesser inévitablement la choroïde, la sclérotique, la conjonctive, et il en résulte souvent une ophtalmie si intense, que l'œil se désorganise entièrement, la kératonixis n'expose point à ces accidens inflammatoires, etc. M. Langenbeck rejette la méthode par extraction. 1°. Parce qu'il faut faire une plaie trop considérable à la cornée, d'où s'en suit une cicatrice plus ou moins difforme. 2°. Parce que cette incision permet facilement le déplacement des membranes internes de l'œil, et l'introduction de l'air dans cet organe.

M. Janson, chirurgien en chef désigné de l'Hôtel-Dieu de Lyon, a publié, en 1813, un excellent essai sur les ruptures. Après avoir traité avec beaucoup de soin des ruptures des tissus, il cite les observations les plus intéressantes de ruptures des organes contenus dans les cavités thorachiques et abdominales. Une remarque essentielle à faire, c'est que le travail de

M. Janson sur ces solutions de continuité, a précédé celui que le docteur Breschet a inséré dans le Dictionnaire des sciences médicales. Ces deux ouvrages sont ce que l'art possède de plus complet sur un genre de plaies qui avait échappé à l'attention des auteurs anciens et modernes (1).

Genève possède dans son sein plusieurs chirurgiens d'un très-grand mérite. M. Terras, auteur de trois-mémoires sur la charpie (2) etc; M. Fine, inventeur d'une nouvelle machine à extension continuelle, etc (3). M. Jurine auquel on doit un procédé opératoire pour la fistule lacrymale (4); M. Maunoir dont les productions

______

(1) Essai sur les ruptures des tissus et des organes du corps humain, par Louis Janson. Paris, Didot, 1813, in-4°.

(2) Ancien journal de médecine. M. Terras est né en 1741.

(3) Journal de M. Corvisart, Leroux et Boyer.

(4) Je ne suis pas certain que M. Jurine de Genève soit le même Jurine auquel on doit ce procédé ; dans tous les cas, voici en quoi il consiste :

« On prend une canule d'or ou d'argent longue de
» soixante et dix millimètres, de la grosseur d'une
» plume de corneille, terminée d'un côté par une pointe
» d'acier semblable à celle d'un troicart, ouverte de
» l'autre, et traversée dans toute sa longueur par un
» stylet d'argent mousse, garni d'un bouton à son
» extrémité inférieure, percé à son extrémité supérieure
» d'un œil propre à recevoir le fil qui doit passer le
» sac lacrymal dans le nez, et servir à tirer le seton
» ou la sonde flexible... Le malade situé, etc. Jurine
» plonge la pointe qui termine sa canule du haut en bas,
» parvenue dans le nez, il pousse le stylet qui fait saillie
» vers l'ouverture des narines, où il est facile de le saisir. »

variées et les procédés opératoires méritent un examen particulier.

M. Maunoir propose, dans ses mémoires physiologiques et pratiques sur l'anévrisme et la ligature des artères, de mettre l'artère qu'on veut lier dans la condition de celle d'un membre amputé, c'est-a-dire, de faire deux ligatures à la distance de huit à dix lignes l'une de l'autre, et de couper l'artère entr'elles à égale distance des deux liens. Par là, dit M. Maunoir, les deux bouts d'artère auront la liberté de se rétracter dans les chairs. Les obstacles à cette rétraction, dans une artère qu'on lie sans la couper, doivent être regardés comme la principale cause des hémorragies secondaires (1).

M. Maunoir, dit M. Roux, est parti d'une idée fausse ; la membrane propre des artères n'est point musculaire, point irritable, elle ne se rétracte que par sa contractilité de tissu. Ainsi la ligature d'une artère ne peut favoriser la rétraction de ses parois. Mais la section complète d'une artère en rend-elle les parois moins disposées à se rompre sous l'effort du sang, est-elle avantageuse dans l'opération de l'anévrisme?

« (1) M. Pelletan s'exprime ainsi dans sa clinique
» chirurgicale : On attribue l'idée de cette méthode à
» je ne sais quel chirurgien de ces derniers temps, mais
» je me souviens très-bien de l'avoir entendue professer
» par mon respectable collègue M. Tenon. Il y quarante
» ans qu'il m'en donna le conseil positif, lorsque je lui
» racontai l'histoire de ma pemière opération. »

Non. En faisant cette section on n'est pas certain de prévenir entièrement la division trop prompte de l'artère, on peut moins espérer encore prévenir l'hémorragie à laquelle donne lieu le relâchement des ligatures ; or, si cet accident avait lieu après qu'on eut mis en usage le procédé de M. Maunoir, combien il serait plus difficile d'y remédier ? Les ligatures d'attente auraient sans doute été déplacées par l'effet de la rétraction du vaisseau, celui-ci serait peut-être caché profondément au-delà des limites de la plaie. Ce procédé, excluant l'usage du presse-artère, on ne pourrait se servir, pour arrêter l'hémorragie, de la même ligature qui a été employée, en supposant que l'effusion de sang, dépendît du relâchement de la constriction. Ces considérations ont surtout de la force dans l'opération par incision du sac, précisément parce que les prédispositions aux hémorragies consécutives sont plus grandes (1). M. Maunoir a basé un nouveau mode opératoire de pupille artificielle sur l'organisation de l'iris ; il admet deux ordres de fibres musculaires concentriques dans cette membrane, un muscle externe plus large, à fibres radiées, rayonnantes, il le nomme muscle rayonnant ou dilatateur de la pupille, et un muscle interne composé de fibres circulaires qui entourent l'ouverture de l'iris. M. Maunoir l'appelle orbiculaire ou sphincter de l'iris. Il suit de ces observations anatomiques, qu'une incision paral-

____

(2) Roux, Nouveaux Elémens de médecine opératoire.

lèle aux fibres de l'un ou de l'autre muscle se refermera spontanément, une incision oblique laissera une ouverture à l'iris dont la grandeur sera proportionnée au nombre de fibres coupées en travers, une incision perpendiculaire aux fibres de l'un ou de l'autre muscle restera ouverte dans toute sa longueur.

Cheselden faisait à l'iris une incision transversale d'arrière en avant. Sharp la coupait dans le même sens, mais d'avant en arrière. L'opération par l'un ou l'autre de ces deux procédés était bientôt inutile, la plaie se réunissait. Un hasard fit découvrir à Janin (1) que l'incision verticale de la membrane pupillaire n'était point suivie de réunion, et il lui dut plusieurs succès. L'incision que M. Maunoir fait à l'iris est en forme de V, la pupille est rectangulaire.

Le malade couché, ses paupières écartées, le chirurgien incise la cornée, du côté de l'angle externe de l'œil avec un des instrumens ordinaires dans l'opération de la cataracte, à deux millimètres de la sclérotique et dans une étendue de six millimètres. Des ciseaux très-minces courbés suivant leur longeur, dont les lames n'ont que quinze à dix-huit millimètres, et dont l'une est fort aiguë et l'autre terminée par un bouton en forme d'olive, sont introduits à plat dans cette ouverture. Lorsqu'il sont parvenus entre la face

---

(1) Janin, Mémoires et observations anatomiques, physiologiques et physiques sur l'œil, etc. Lyon 1772, in-8°. Jean Janin naquit en 1730 et mourut en 1799.

antérieure de l'iris et la face voisine de la cornée,
on les retourne de manière que leurs lames de-
viennent perpendiculaires à la cornée et à l'iris ;
et ces lames écartées, celle qui est pointue, traverse l'épaisseur de cette dernière membrane à
laquelle on fait une ouverture telle qu'on se l'é-
tait proposé. Scarpa, dans deux lettres adressées
à M. Maunoir sur son procédé, insiste beaucoup
sur la possibilité de pratiquer une pupille artificielle sans incision à la cornée. Donegana, son
élève, pratique des pupilles artificielles en se servant de son aiguille crochue, rendue tranchante
dans sa concavité ; avec cette aiguille il donne à
la nouvelle pupille la forme d'un triangle dont
la base se trouve vers le ligament ciliaire et le
sommet du côté de la pupille naturelle (1). Le professeur de Pavie regarde le procédé de M. Maunoir comme le meilleur de tous ceux qui ont
été proposés en tant que l'on admet la nécessité
de faire préalablement une incision à la cornée (1).

____

(1) *Donegana... Della pupilla artificiale ragionamento*,
in-8°. Milan 1809.

(1) Maunoir, J. P. *Mémoires physiologiques et pratiques sur l'anévrisme et la ligature des artères*, in-8°.
Genéve, 1802.

*Mémoire sur le cancer, Annales de la Société de
Médecine-Pratique de Montpellier.*

*Mémoire sur l'importance de ménager les incisions
de la cornée, pour éviter la mortification de cette
membrane. Bulletin de la Société de Médecine de Paris,*
1810, in-8°., 4me. volume.

M. Maunoir regarde cette mortification, qui survient
avec une rapidité effrayante dans les cas les moins prévus,

M. Guérin de Bordeaux est l'inventeur d'ins-

---

comme un effet de la section de la plus grande partie des vaisseaux qui alimentent la cornée.

Mémoire sur les fungus hœmatodes... Journal de M. Corvisart, Leroux et Boyer, tome XI.

Mémoires sur l'organisation de l'iris et l'opération de la pupille artificielle, suivis des rapports des commissaires de l'Institut, in-8°., Paris 1812.

Deux lettres à Scarpa sur ces mémoires, in-8°., 1812.

Questions de chirurgie proposées pour la chaire de clinique externe de la Faculté de médecine de Montpellier. 1° Sur les ulcères. 2°. Sur les corps étrangers, 1 vol. in-8°., Montpellier 1812.

L'auteur insiste beaucoup, dans la première partie de cet ouvrage, sur les avantages de la réunion immédiate ; il établit pour règle générale (dans toutes les opérations où il est possible de conserver assez de peau saine pour recouvrir la plaie qui vient d'être faite, on doit réunir par première intention.

Un mémoire de M. Maunoir, uniquement sur ce sujet, à été lu à l'Institut en 1812. — M. Maunoir a traduit un mémoire d'Abernethy sur l'anévrisme, etc.

Mémoire sur cette question : L'opération de la cataracte est-elle convenable lorsque le malade a *un œil bon ?* et faut-il la faire sur les deux yeux ou sur un seul, lorsqu'ils sont tous deux atteints de cette maladie ? lu à la Faculté de Médecine de Paris, le 16 juillet 1812. *Journal de Médecine, tome 26, p. 19.*

M. Maunoir pense qu'il convient toujours d'opérer un œil dans lequel la cataracte est bien formée, quoique l'autre soit sain et clairvoyant, parce que, 1°. la vue sera meilleure quand même la portée des deux yeux ne sera pas la même. 2°. Parce que la probabilité que l'œil sain sera à son tour frappé de cataracte, diminuera à l'instant où l'œil malade sera guéri. 3° Enfin, et c'est la principale raison, parce que, dès qu'un cristallin est devenu opaque, trumens pour la taille latéralisée , qui , je crois, ne sont plus employés aujourd'hui. C'est un conducteur adapté à une sonde cannelée; celle-ci, introduite dans la vessie , la crennelure du conducteur que l'on pousse jusqu'à ce qu'il fasse une impression profonde dans le périnée, à l'endroit où doit commencer l'incision , sert à conduire le lithotome jusqu'au cul-de-sac de celle de la sonde. Le reste de l'opération n'offre rien de particulier. Plusieurs essais de ce procédé ont été heureux.

Le même chirurgien a proposé des tenettes dilatatoires, dont le principal avantage est celui-ci. Leurs branches formant avec la pierre une espèce de coin qui dilate progressivement le col de la vessie et la plaie, et ouvrent le passage à la pierre qu'elle précèdent (1).

On sait que c'est à M. Guérin qu'on doit cet instrument ingénieux, dans lequel une lame acérée, obéissant à un ressort de détente, part avec la rapidité de l'éclair et coupe la cornée dans un instant indivisible.

Dans un mémoire sur l'anévrisme, M. Guérin

---

il perd son droit de domicile , il court risque de devenir un corps étranger, qui peut être tôt ou tard pour l'œil une cause permanente de douleur et même de destruction. Il s'ensuit de cette théorie , qu'il convient, par la même raison, d'opérer les deux yeux d'une personne qui les a tous deux atteints de la cataracte , car en n'en opérant qu'un , l'autre courrait la chance de l'atrophie et de la mort du cristallin. Cependant M. Maunoir croit peu prudent d'opérer les deux yeux dans le même moment

(1) *Journal de Médecine de Lyon* , Tome I. p. 389.

cite plusieurs observations intéressantes d'anévrismes, guéris par les réfrigerans, la critique
qu'il se crut fondé de faire des observations de
M. Deschamps, lui a attiré une réponse fort
caustique de ce dernier (1).

Montpellier a peu produit de chirurgiens célèbres. M. Delpech, professeur de chirurgie
dans la faculté de cette ville, a publié récemment
un excellent traité sur la pourriture d'hôpital.
Quesnay ne parle point de cette complication
des plaies et des ulcères dans son ouvrage sur
les différentes espèces de gangrène, et il est
extrèmement probable qu'elle a été confondue
par les auteurs avec la gangrène humide. M.
Tenon, dans ses mémoires sur les hôpitaux,
insiste beaucoup sur la lenteur avec laquelle se
guérissent les malades affectés de plaies ou d'ulcères qu'ils renferment. Montredon, Hunc-
zowski, ont observé que cette lenteur augmentait
encore lorsqu'il existait communication entre les
salles des blessés et celles des fiévreux. Mais il
y a loin de ces observations isolées aux belles
recherches de Pouteau. Ce chirurgien distingua
le premier la pourriture d'hôpital de la gangrène
humide, apprit avec quelle facilité on peut
l'inoculer en se servant de linges et de charpie
imprégnés de miasmes contagieux, et ne trouva
que le feu capable de mettre un terme à ses
ravages. M. Dussausoy, dont le nom mérite à
tant de titres d'être inscrit dans la liste des chi-

____

(1) *Mémoire de Guérin*, *Journal cité*, T. I, p. 149.
Réplique de Deschamps, *idem*, Tome II, p. 331.

rurgiens célèbres de Lyon, perfectionna le diagnostic et le traitement de cette maladie, et prouva
combien est salutaire l'action d'un air vif et pur
sur les malades qui en sont affectés. Le travail
de MM. Moreau et Burdin, sur la pourriture
d'hôpital, est un exposé très-bien fait de l'histoire
de cette maladie, ils se sont particulièrement
occupés de ses causes prédisposantes et occa-
sionnelles, et cette partie de leur ouvrage présente
un très-grand intérêt (1). Depuis, M. Richerand
a fait sentir combien il est inexact de nommer
cette affection gangrène ou pourriture d'hôpital,
puisqu'il n'éxiste point de mortification dans les
solides, mais seulement dépravation de leurs
propriétés vitales, et par suite nécessaire, altération
des fluides que fournit la plaie.

Cependant les différentes espèces de la pourriture d'hôpital n'étaient point connues, les opinions étaient partagées sur sa nature contagieuse
ou non. M. Delpech a étudié cette complication
des plaies et des ulcères sous tous les rapports ;
il en admet deux variétés principales. 1°. Ulcé-
reuse, 2°. pulpeuse, et prouve sa nature éminemment contagieuse, contre l'opinion de M.
Richerand. Son mémoire est une fort bonne
monographie (2).

____

(1) *Journal de médecine continué*, tome Ier. M. Moreau
a fait, de la pourriture d'hôpital, le sujet de la thèse
pour son admission au doctorat, in-8°, 1811.

(2) DELPECH. J. *Mémoire sur la complication des plaies
et des ulcères*, Connue sous le nom de pourriture d'hô-

Lunéville a possédé long-temps dans son sein le respectable et savant Saucerotte, ancien membre de l'Académie de chirurgie, membre de la Faculté de médecine de Paris et de l'Institut national. Quatre dissertations de ce chirurgien sur les contre-coups à la tête et l'hygiène chirurgicale, ont été couronnées par l'Académie, en 1766, 1768, 1774 et 1775 (1).

Ses mélanges de chirurgie sont un recueil précieux d'observations, dont les plus intéressantes ont pour objet un os wormien pris pour une fracture, les effets de la lésion du rameau fontal de la première branche de la cinquième paire des nerfs cérébraux, les plaies de poitrine, l'accroissement singulier en grosseur des os d'un homme âgé de trente-neuf ans, une maladie singulière de la barbe, etc., etc. L'histoire abrégée de la lithotomie de M. Saucerotte est un morceau achevé.

On lui doit la première observation de réunion de la division ancienne du périnée et de la cloison recto-vaginale. Voici son procédé. Cent dix jours s'étaient écoulés depuis la déchi-

pital, suivi du rapport des commissaire de l'Institut, in-8°, Paris 1815.

M. DELPECH a traduit en 1809 le traité des anévrismes de Scarpa, et a oint à cette traduction, en 1813, deux mémoires sur les causes de l'anévrisme spontané, in-8°.

Il a donné au Dictionnaire des sciences médicales quelques articles cataracte, etc.

(1) *Prix de l'Académie de chirurgie*, Tome IV et V, in-4°.

rure des parties dans un accouchement laborieux, lorsque l'opération fut pratiquée.

Un spéculum utéri ayant été introduit dans le vagin, pour éloigner la paroi antérieure de ce conduit de la cloison divisée, et découvrir celle-ci dans la plus grande étendue possible, la partie la plus extérieure de la division fut avivée avec des ciseaux. Pour la partie la plus profonde, ce chirurgien se servit d'un petit couteau, auquel un gorgeret de bois large, et superficiellement creusé, porté dans le rectum, servait de point d'appui. A l'avivement. M. Saucerotte, fit succéder la suture du pelletier, dont l'application, au moyen d'aiguilles courbes et de porte-aiguilles, présenta d'autant plus de difficultés, que la portion du sphincter qui formait bride entre la division du périnée et celle de la cloison, n'avait pas été coupée dans la première opération. Un linge, enduit de baume du Pérou, fut introduit dans le vagin, et une canule fut placée dans le rectum, les cuisses furent tenues exactement rapprochées, et on provoqua la constipation par la diète la plus sévère et par des médicamens convenables; mais au bout de douze jours la malade, pressée par le besoin d'aller à la selle, rendit, après beaucoup d'efforts, une grande quantité de matières moulées, très-dures, et ces efforts produisirent la déchirure et l'écartement nouveau des parties qui correspondaient aux trois points inférieurs de la suture. Une seconde opération devint nécessaire, elle fut faite quelques jours après cet accident. Cette fois le sphincter fut

divisé préalablement à l'avivement nouveau et
à l'application réitérée de la suture; et réfléchis-
sant à la circonstance qui s'était opposée au succès de la première opération, M. Saucerotte
supprima la canule du rectum, et entretint la
liberté du ventre par des lavemens et des bois-
sons légèrement laxatives. Le succès couronna
cette seconde entreprise. Trois mois après, tel
était l'état des choses, que la femme retenait à
volonté les matières fécales; il restait seulement
à l'endroit de la section du sphincter une légère fistule qui recélait des humidités stercorales,
et exigeait quelques soins de propreté; l'entrée
du vagin était un peu retrécie et paraissait comme
froncée (1).

M. Noël de Rheims a réuni une division
ancienne du périnée, qui datait de plusieurs
années; le sphincter de l'anus ayant été rompu
complétement, les cavités du rectum et du vagin

___

(1) Roux , *Nouveaux élemens de médecine opératoire*,
tome Ier. , page 459.

Journal général de médecine rédigé par Sédillot,
tome IV, page 417.

Mémoire à consulter, sur une déchirure de la paroi
antérieure du vagin et de la partie de la vessie qui y correspond.

Réponse de M. Percy.

Observation sur une déchirure de la cloison recto-
vaginale dans un accouchement laborieux, dont la guérison a été tentée plus de trois mois et demi après l'accouchement. — Dans les mélanges de chirurgie par le
citoyen Saucerotte, deux parties in-8°., p. 522. Paris 1801.

étaient confondues : il n'y avait qu'une seule division qui comprenait tout le périnée et une partie de la cloison recto-vaginale. Sur l'autre, une partie de ce muscle avait conservé son intégrité, et formait une bride épaisse entre l'ouverture de communication du rectum avec le vagin et la déchirure du périnée. L'opération de M. Noël est un peu antérieure à celle de M. Saucerotte ; mais elle ne fut publiée qu'à l'occasion de la relation de cette dernière (1).

M. Noël eut soin, avant l'opération, de favoriser les évacuations alvines ; il ne se servit que de ciseaux pour l'avivement, fit ensuite deux points de suture entortillée ; l'un de ces points répondait à l'entrée même du vagin, l'autre était placé un pouce au-dessus. Les bords de la division étaient simplement affrontés et non fixés par la suture. L'agglutination fut prompte, et il ne resta aucune trace de la communication ancienne du rectum avec le vagin.

M. Lombard, chirurgien en chef et professeur à l'hôpital militaire de Strasbourg, membre de l'Institut, etc., est l'auteur d'excellens ouvrages destinés particulièrement aux élèves en chirurgie des hôpitaux militaires. Quelques-uns d'entr'eux sont d'autant plus utiles, qu'ils traitent d'objets négligés par les auteurs ; c'est ainsi que M. Lombard, dans son instruction sommaire sur l'art

---

(1) Roux, *Nouveaux élémens de médecine opératoire* loc. cit.

Journal général de médecine, tome 7.

des pansemens, enseigne quel est l'emploi chirurgical de la charpie, des setons, des injections,
des compresses, des bandes et bandages, le mode
général des pansemens, etc. (1).

M. Manne, chirurgien distingué de Toulon, est
l'auteur d'un Traité élémentaire des maladies des
os, qui n'a plus aujourd'hui le même mérite que
celui qu'il présentait au moment de sa publication,
mais qui n'en est pas moins un ouvrage très-esti-
mable (2). Il a inventé un glossocome particulier pour maintenir et graduer l'extension continuelle des membres : quel qu'ingénieux que soit
son procédé, des moyens plus simples l'ont fait
oublier ; l'appareil à extension continuelle de
Desaut, qui en a fait imaginer tant d'autres, est
toujours celui auquel il faut enfin revenir. Le

---

(1) LOMBARD C. A., *Dissertation sur les propriétés de
l'eau, appliquée extérieurement*, in-8°.

Remarques sur les lésions de la tête, in-8°. Strasbourg
1796.

*Clinique des plaies récentes où la suture est utile, et
de celles où elle est abusive.* Strasbourg, an 8, in-8°.

Instruction sommaire sur l'art des pansemens. Strasbourg, an V, in-8°.

Clinique chirurgicale relative aux plaies, deuxième
édition. Strasbourg, 1802, in-8°.

*Dissertation sur l'importance des évacuans dans la cure
des plaies récentes, simples ou graves.* Strasbourg, 1782,
in-8°.

(2) *Traité élémentaire des maladies des os*, in-8°.
Toulon, 1789.

procédé de Manne, pour la résection de la tête de l'humérus, est composé en partie de celui de Lafaye, pour l'extirpation du bras. La désarticulation faite, l'opérateur passe une bande entre la tête de l'os et les chairs qu'il en a séparées ; il en confie les deux bouts à un aide, qui par ce moyen écarte des parties molles l'humérus, dont il circonscrit la tête avec un ruban de fil au-dessus de l'endroit qu'on se propose de scier. Un autre aide contient ce ruban, tandis qu'un troisième fixe l'extrémité inférieure du bras dans la situation qui donne le plus de facilité pour faire la résection de l'os.

M. Caillot, professeur à l'école de médecine de Strasbourg, a soutenu par son admission au doctorat dans la Faculté de Paris, une dissertation sur l'anévrisme, très-estimée (1).

Parmi les chirurgiens militaires qui se sont acquis une réputation brillante et méritée aux armées, on distingue M. Dufouart, auquel on doit un fort bon traité des plaies d'armes à feu(2), et M. Thomassin, éditeur des observations iatro-chirurgiques de Covillard (3).

____

(1) *Essai sur l'Anévrisme, par René Caillot.* Paris, in 8°., 1801.

(2) Dufouart (Pierre,) *Analyse des blessures d'armes à feu et de leur traitement,* in-8° , Paris, 1801.

(3) Thomassin J. F. *Mémoire sur les abcès au fondement. — Journal de médecine militaire,* 1787.

Dissertation sur l'extraction des corps étrangers des plaies, et spécialement de celles faites par armes à feu. Strasbourg, 1788, in-8°.

M. Duret, professeur distingué d'anatomie et de chirurgie à Brest, a remédié avec succès à une imperforation anale congéniale. L'endroit où existe naturellement l'anus n'offrait aucune indice de l'existence du rectum : la peau avait sa couleur naturelle, l'enfant paraissait sans ressource, les vomissemens, la grosseur extraordinaire du ventre, et le froid des extrémités, annonçaient une mort prochaine, lorsque M. Duret, trois jours après la naissance, tenta l'opération suivante. Il incisa la peau sur le point où devait être l'anus, et reconnut, avec une sonde portée dans le bassin, que le gros intestin manquait absolument; il ne restait d'autres moyen de salut que la gustrotomie et l'établissement d'un anus artificiel. M. Duret ouvrit le ventre du petit malade, au-dessus de la région illiaque, dans l'endroit ou l'S du colon formait une tumeur à la vérité peu apparente, et où le méconium semblait imprimer une couleur plus foncée à la peau. Il donna à cette ouverture à peu près un pouce et demi d'étendue, elle servit à introduire le doigt index dans l'abdomen, avec lequel l'S du colon fut attirée au dehors; deux fils cirés passés dans le mésocolon, l'intestin fut incisé en long, et l'air et le méconium sortirent en abondance. L'appareil fut simple, l'enfant reposa

---

Observations iatro-chirurgiques de Covillard, seconde édition, augmentée de remarques historiques et pratiques, de plusieurs mémoires et observations. Strasbourg, in-8°., 1791.

parfaitement, ses vomissemens cessèrent, les choses allèrent très-bien. Au septième jour, le petit malade n'avait besoin que des soins de propreté 1).

M. Delaporte, second chirurgien en chef de la marine, à Brest, est le premier qui ait pratiqué en France la ligature de l'artère illiaque externe (en 1810). Le grand diamètre de la tumeur anévrismale qui nécessita l'opération, répondait à la direction de l'artère, et avait six pouces d'étendue, et le petit qui se dirigeait de l'épine des pubis vers l'épine antérieure et supérieure de l'os des isles, en avait cinq; le malade, âgé de soixante ans, jouissait d'une bonne constitution.

Les gros intestins et la vessie ayant été vidés dès le matin, le malade, placé sur le bord de son lit qui répondait à la tumeur, et incliné sur l'autre pour écarter les intestins, fut fixé dans cette position par des aides. Avec un bistouri droit et fixé sur son manche, l'opérateur fit de bas en haut, à la peau et aux graisses, une incision qui s'étendait depuis la tumeur, très-saillante au-dessus de l'arcade, jusqu'au niveau et à huit lignes en dedans de l'épine antérieure et supérieure de l'os des isles, lia une petite artère ouverte, et divisa les muscles par couches. Arrivé au péritoine, il souleva cette membrane en la portant vers la ligne blanche, et au moyen de l'indicateur, il reconnut les battemens de l'artère.

---

(1) *Recueil périodique de la Société de medecine*, tome **IV**, page 45.

Il saisit de la main gauche l'aiguille de Desaut, dont il dirigea la pointe de dedans en dehors, le long de l'indicateur de la main droite. L'artère, comprimée sur l'aiguille, cessa d'imprimer des battemens à la tumeur; l'opérateur ne put faire pénétrer cet instrument sous elle, le ressort, indiscrètement poussé, s'engagea dans le tissu cellulaire, qui, revenu sur lui-même, avait embrassé la tige du ressort plus étroite que sa pointe, ce qui s'opposait à la rentrée de l'aiguille dans la canule. Il parvint enfin à la dégager, et prit une autre aiguille modelée sur celle de Goulard. Il fut alors facile de passer les ligatures. L'artère ne fut point coupée entr'elles. Le malade donna beaucoup d'espérance de guérison jusqu'au quatorzième jour, le quinzième la cuisse était décolorée, des phlycténes s'élevaient sur la tumeur, le pouls était petit. Le seizième, progrès de la gangrène, mort. M. Delaporte croit que l'opération n'est point la cause de la perte du malade; il l'attribue à la non-absorption des caillots, qui, agissant alors comme corps étrangers, ont produit un désordre local que l'adynamie a aggravé un point de causer la gangrène et la mort.

Parmi les ouvrages de chirurgie récemment publiés, je dois citer les mélanges de Vigarous, qui contiennent un excellent mémoire sur les régénérations osseuses. On chercherait en vain quelques vues nouvelles, quelques faits intéressans dans les Mélanges de chirurgie de M. Rouget, (1 vol. *in-8°*. Paris, 1810) et dans les

opuscules de M. Paroisse. (Paris, 1806, *in-8°.*)
Le Manuel Médico-Chirurgical de M. Authenac,
(2 vol. *in-8°*. Paris, 1812, et atlas,) a un
mérite fort médiocre, quoique très-supérieur
aux Élémens de Pathologie de M. Aubin. De
justes éloges sont dus au titre, au choix du papier, à la beauté des caractères, et à l'éxécution
des gravures, de la brochure que M. Dutertre
voudrait qu'on appellât Traité des opérations
nouvelles (Paris, 1814, *in-8°.*). Les grands ser-
vices rendus à l'art, par l'auteur, méritaient bien
que son portrait ornât cet important ouvrage.

CHIRURGIE DU NORD.

Une érudition immense est le caractère principal des ouvrages des chirurgiens allemands;
on leur doit peu de découvertes, mais plusieurs
monographies élémentaires.

Richter n'est guères connu en France que par
ses Traités des plaies de tête et des hernies, extraits de ses principes de chirurgie. Il est malheureux que nous ne possédions qu'une partie
des œuvres de ce chirurgien célèbre. Sa Bibliothèque chirurgicale est dans le nord, ce que
sont parmi nous les mémoires de l'Académie
Royale de chirurgie; c'est un répertoire immense,
formé de mémoires et d'observations du plus
grand intérêt, sur les différentes parties de l'art
de guérir. Son Traité des hernies est un excellent
ouvrage, le plus complet de tous ceux que nous
possédons sur cette matière, et l'un de ces livres
que ne doivent jamais quitter ceux qui veulent
faire de la chirurgie l'objet d'une étude appro-
fondie. Richter fut un zélé partisan de l'opération
de la cataracte par extraction. C'est en 1770
qu'il publia ses Observations chirurgicales, dans
lesquelles il analyse et compare les procédés
opératoires pour la cataracte avec sa sagacité ac-
coutumée. Il ouvrait fréquemment la capsule
avec l'ingénieux instrument de Lafaye. Soigneux

d'éviter la procidence du corps vitré, il n'attachait
pas une importance extrême aux lésions de l'iris.
Plusieurs praticiens préfèrent son couteau au
cératotome de Wenzel; il en diffère en ce qu'au
lieu d'avoir les deux côtés également inclinés,
l'un par rapport à l'autre, comme une lame de
lancette qui serait tranchante d'un seul côté, il
a son côté mousse dans la direction du manche,
le bord tranchant est fort oblique par rapport à
celui-ci (1).

Richter a prouvé, contre l'opinion de Pott,
qu'on ne doit point se hâter de trépaner après les
plaies de tête, et que l'inflammation de la dure-
mère ne saurait nécessiter l'opération. Tel est
l'avis de Jean-Daniel Metzger, qui ne croit pas
même les fractures du crâne et les épanchemens
dans cette cavité, des causes suffisantes pour
réclamer le trépan. On doit à Laurent-Guillaume
Hasselberg, professeur à Griswal, et l'un des

------

(1) RICHTER (Aug. Gotlieb.) *chirurgische princ. Gotting.*,
5 vol. in-8°,

Cet ouvrage a été traduit et commenté en italien, par
Volpi, 8 vol. in-8°.

Traité des plaies de tête, traduit en français par
Morel. Colmar, 1 vol. in-8°.

Traité des hernies de Richter, traduit et augmenté
de notes, par Rougemont, première édition, 1 vol. in-4°.
Bonh, 1783, deuxième édition, 2 vol. in-8°. Cologne, an 7.

Chirurgische Biblioteck, Gott., 15 vol. in-8°.

Obs. Chirurg. Facic. 1 vol. in-8°., Gott. 1770, *Fascic.*
2 Gott., 1776.

élèves de Richter, une fort bonne dissertation, dans laquelle il expose et développe les principes de son maître sur les solutions de continuité du diploé, et l'inutilité du trépan dans celles des os du crâne qui sont simples (1).

La lame du couteau à cataracte de Jean-Frédéric Lobstein est pointue et arrondie sur l'une de ses faces, elle s'élargit insensiblement en approchant du manche, et n'est tranchante qu'à quelques lignes de son extrémité (2). Hellmann prétendait que la convexité de cet instrument gênait l'incision, et produisait des échimoses; mais le célèbre oculiste Jean-Henri Jung, prit la défense du couteau de Lobstein, assura s'en être servi souvent avec avantage, et prétendit que sa partie convexe ne saurait blesser l'iris, puisque cette membrane est constamment tournée du côté de la cornée pendant l'opération. (3).

Antoine-Charles de Wilburg est l'auteur d'une nouvelle méthode opératoire de la cataracte, qui consiste dans une culbute imprimée au cristallin, de manière que cet organe étant renversé en arrière, sa face antérieure est tournée vers la face de l'orbite. George Beer, oculiste de Vienne,

---

(1) *Diss. de capitis lœsionibus trepationem exigentibus.*, in-4°., Gott., 1785.

(2) Jean-François Lobstein, professeur à Strasbourg, né en 1736, mourut en 1784.

(3) J. H. Jung. Lettre à M. Hellmann, concernant son opinion sur le couteau à cataracte de Lobstein, in-8°. Francfort sur le Mein 1775, (en allemand.)

Jung est né en 1740.

a combattu avec avantage l'opinion exagérée de G. C. Conradi, médecin à Nordheim, qui croyait qu'on pouvait opérer et guérir toutes les cataractes par une simple ponction. Beer a proposé un crochet et une aiguille pour l'extraction du cristallin cataracté (1).

Jean-Gaspard Hellmann, habile oculiste de Magdebourg, opérait les cataractes par la méthode de Richter, mais substituait une lancette au cystitome de Lafaye. C'était la méthode de Daviel que suivait Joseph Mhorhenheim. Si ce chirurgien ne pouvait ouvrir la capsule, il employait un crochet, et cherchait à favoriser l'absorption du cristallin par l'usage d'une dissolution de vitriol bleu. Dans le procédé de Joseph Barth, professeur à Vienne, on opère le malade debout, à la manière de Daviel.

Une opération extraordinaire de bec de lièvre a été faite à Leipsick, par Jean-Gott. Eckholdt ; le bec de lièvre était double, Eckholdt détacha une portion de l'os maxillaire supérieur, et réunit, par la suture sanglante, les deux lobes latéraux au lobe moyen (2).

Plusieurs chirurgiens distingués du Nord ont

----

(1) BEER, *Méthode pour opérer la cataracte avec la capsule*, in-8°., Vienne, 1799.

Moyen infaillible de conserver sa vue en bon état jusqu'à une extrême vieillesse, traduit de l'allemand, 2e. édition. Paris, in-8°., 1804. *Beer est né en 1763.*

(2) *Sur un bec de lièvre très-compliqué*, opéré par *Eckholdt*, in folio. Leipsig, 1804, en allemand.

publié, depuis peu d'années, des ouvrages dont les titres nous sont à peine connus, et qui cependant, d'après les noms de leurs auteurs, doivent présenter beaucoup d'intérêt. En effet, nous n'avons nulle traduction des œuvres chirurgicales d'Arnemann (1), Jaëger (2), Metzger (3), Brunninghausen (4, Mursinna (5), Theden (6), Erlich (7), les deux Siebold (8). Nous ne possédons qu'un extrait des mélanges de chirurgie de

---

(1) *System der Chirurgie.* Gotting, 1800, in-8°.

Annalen der Medicinisch. — Chirurgische Klinischen instituts zu Gottingen. 1801, in 8°.

(2) *Chirurgische cautelen.*

(3) Metzger est né en 1739.

(4) Mursinna (Ch. Ludw.). *Medicinisch-Chirurgische beobachtungen.* Berlin, 1782, in-8°.

Neue medicinische chirurgische beobactungen. Berlin, 1796.

Journal für die chirurg. Berlin, in-8°., 1800, seq.

(5) Theden (Jos.-Christ.-Aut.) *Neue bemerkungen und efahrüngen zur bercicherung der wundarzneykunst und arzueygelahrtheit.* Berlin, in-8°., 1796. *Theden, né en 1712, est mort en* 1791.

(6) Erlich naquit en 1760.

(7) Jean-Gaspard Siebold, celui que Ploucquet amalgame si plaisamment avec Lafaye, est né en 1736. On a de lui :

Collectio observationum medico-chirurg. Fasc, 1769.

Chirurgische tagebuch. — Nurnb., 1792, in-8°.

Barthélemi Siebold, aujourd'hui professeur à Wurtzbourg, est né en 1774.

Schmuker (1). Il serait bien à désirer qu'un chirurgien, versé dans la langue allemande, s'occupât de l'analyse des principaux mémoires insérés dans les journaux de Loder (2), Loëfler 3), Hufeland (4), Tode (5), Langenbeck (6), et qu'il nous apprît ce que l'art de guérir doit à Heuermann (7), Bernstein 8), Veikard (9), Boëtcher (10), etc., etc.

Il est peu de traités de chirurgie rédigés dans un aussi excellent esprit que celui de Henri Callisen, professeur de l'Académie Royale de chirurgie de Copenhague ; les maladies sont décrites avec une concision qui ne nuit jamais à la clarté, et l'auteur, qui n'a point écrit pour des savans, mais pour des élèves, a dédaigné l'étalage aisé

---

(1) Schmuker (Jos.-Leber.), né en 1715, est mort en 1785.

Wahrnehmungen ans der arzneykunst. Frankeut, 1784, in-8°.

Vermischte chirurgische scriften. 1784, in-8°.

(2) *Chirurgische journal.*

(3) LOEFLER. *Chirurgische bertrage.*

(4) HUFELAND. *Praktisches journal.*

(5) TODE. *Medic. chirurgische journal.*

(6) LANGENBECK. *Bibliotek für die chirurgie herausgegeben.*

(7) HEUERMANN. *Chirurgische operationen.*

(8) BERNSTEIN.

(9) WEIKARD.

(10) BOETCHER. *Vermischte medicinisch-chirurgische scriften.*

On connaît en France, de M. Boetcher, un bandage pour la fracture de la clavicule.

d'une érudition fastidieuse; la classification qu'il adopte est très-méthodique. — *Première partie.* — Maladies chirurgicales générales. *Classe première*, affections générales des solides : ordre premier, laxité et débilité; ordre deuxième, rigidité. *Classe deuxième,* affections générales des humeurs : ordre premier, augmentation contre nature; ordre deuxième, viciations des humeurs. *Seconde partie*, maladies chirurgicales spéciales ou locales. *Classe première*, maladies par irritation : ordre premier, douleurs; ordre deuxième, spasmes; ordre troisième, fièvres; ordre quatrième, inflammations. *Classe deuxième*, solutions de continuité : ordre premier, abcès; ordre deuxième, ulcères; ordre troisième, plaies; ordre quatrième, fractures. *Classe troisième*, maladies par vices dans l'exhalation la sécrétion et la circulation des fluides : ordre premier, tumeurs froides; ordre deuxième, atrophies; ordre troisième, rétentions; ordre quatrième, résolutions (1), genres, apoplexie, etc.; ordre cinquième, mortifications, gangrènes, nécroses, amputations et extirpations. *Classe quatrième*, maladies par déplacement : ordre premier, hernies; ordre deuxième, prolapsus; ordre troisième, déviations; ordre quatrième, luxations; ordre cinquième, diastasis. *Classe cinquième*, mala-

---

(1) *Resolutiones.* Il est difficile de bien rendre ce mot; M. Callisen le définit ainsi : *Resolutio est permanens facultatis motricis vel sentientis, vel utriusque defectus à causa in ipso organo motorio, vel sensitivo hærente.*

dies, par vice de conformation : ordre premier, transformations d'organes, cohésions contre nature; ordre deuxième, difformités.

Le professeur Callisen ne voit pas, dans la chirurgie, un art qui consiste dans l'application de la main : la plupart des nosologistes décrivent fort inexactement les maladies chirurgicales, parce qu'ils s'arrêtent à la description du désordre local et ne s'élèvent pas aux considérations organiques et physiologiques ; mais le professeur Danois, convaincu de l'analogie parfaite qui existe entre les maladies internes et externes, fait dans son ouvrage de fréquentes applications de la médecine à la chirurgie (1).

Weidman est l'auteur d'un Traité de la nécrose, dont plusieurs éditions successives ont prouvé la bonté (2).

---

(1) CALLISEN (Heur.). *Systema chirurgiæ hodiernæ, in usum publicum et privatum adornat.* Halniæ, 1798, 2 vol. in-8°.

(2) *De necrosi ossium.* Francofurt. 1791, 1 vol. grand in-folio, fig.

Traduction française, par Jourda, in-8°. Paris, 1808.

CHIRURGIE ITALIENNE.

L'Italie, qui fut le berceau de la chirurgie et des lettres, dans un temps où tous les peuples de l'Europe végétaient dans l'ignorance la plus barbare, l'Italie qui produisit une foule d'hommes célèbres, dont les noms ornent les fastes de la chirurgie, possède encore aujourd'hui des chirurgiens égaux en génie à leurs prédécesseurs. Monteggia (1), Moscati, Paletta (2), Volpi (3), Malacarne (4), Vacca, Flajani (5), Scarpa surtout, honorent le pays qui vit naître Lanfranc, Carpi, Séverin, Vésale et Morgagni.

François-Rossi, chirurgien en chef de l'hôpital St.-Jean et de la Maternité de Turin, professeur d'opérations et d'accouchemens à l'Université

---

(1) Monteggia. *Fasciculi pathologici*, 1789.
Institutions de chirugie (en italien), 5 vol. in-8°.

(2) Paletta. *Nuovo giornale della piu recente letteratura medico chirurgica d'Europa.*

(3) Volpi. *Traduction italienne, avec des notes, des principes de chirurgie de Richter*, 8 vol. in-8°.

(4) Malacarne.

(5) Flajani. *Nuovo methodo di medicare alcune malattie spettanti alla chirurgia*, in-4°. Romæ, 1786.
Osservazioni pratiche sopra l'amputazione degli articoli, etc. Romæ, 1791.
Collezione d'osservazioni e riflessioni di chirurgia. Romæ, an 6, 4 vol. in-8°.

de cette ville, est auteur d'une médecine opératoire, dont le plan est extrêmement vaste. Cet ouvrage est divisé en huit chapitres qui embrassent toutes les opérations connues, la thérapeutique des fractures et des luxations, les opérations par Prothèse, et l'application des bandages et appareils. Il n'est aucun traité d'opérations qui comprend autant de matières que celui de M. Rossi. Cet écrivain n'a point cru que la saignée ne méritait pas d'en faire partie, et il la décrit avec assez d'étendue. Les résections des extrémités articulaires des os, et quelques petites opérations chirurgicales, ont échappé à son attention. Son ouvrage est un traité beaucoup trop élémentaire. Si les recherches historiques et les discusions critiques ne sont point essentielles à une nosographie chirurgicale, elles sont absolument indispensables à un traité d'opérations. M. Rossi les a trop négligées ; indiquer un procédé n'est pas le décrire : persuadé avec Scarpa que l'anévrisme cysttique ou vrai ne peut exister sans qu'il y ait un écartement des fibres qui composent la tunique musculaire des artères, ou bien solution de continuité de cette tunique, il veut que la ligature d'une artère anévrismatique ne soit serrée que par dégrés, au point qu'on emploie huit à dix jours pour étreindre complétement le vaisseau.

M. Rossi est auteur d'un procédé opératoire pour la taille latérale, qu'il nomme urethra-trachelo-tomie, et qu'il emploie constamment lorsqu'il n'existe aucun obstacle au périnée. Dans ce procédé, la taille faite à l'urètre se trouve longitudinale à ce canal, et celle de l'ouverture de la vessie transversale à sa circonférence. L'incision des tégumens du périnée faite dans le lieu ordinaire, et le bulbe de l'urètre ouvert jusqu'à l'orifice vésical, l'aide retire le catheter, et à l'instant même l'opérateur introduit l'index dans la plaie, reconnaît l'ouverture du canal, et guide sur son doigt un bistouri droit et boutonné à lame étroite, plus long que les bistouris ordinaires, fixe sur son manche, avec lequel il taille horizontalement à la surface supérieure de la glande prostate, et un peu de bas en haut, l'ouverture de la vessie qui communique avec l'urétre. Ce procédé n'est qu'une modifica ion de celui de Cheselden (1).

Grand anatomiste et grand chirurgien, Scarpa, mérite une attention spéciale par ses ouvrages, ses opinions, ses procédés opératoires.

Son Traité des maladies des yeux a fait oublier entièrement ceux de St.-Yves, Guérin, Pellier, etc. Les articles les plus soignés de cet excellent ouvrage, sont ceux qui ont pour objet la fistule lacrymale, l'amaurose, la cataracte, la procidence de l'iris, qu'il a le premier bien distinguée de la proéminence de la cornée, désorganisation à laquelle il a restreint le nom de staphylome. Son procédé opératoire pour la fistule lacrymale, est celui-ci : Le malade assis, sa tête et ses paupières fixées, l'opérateur porte un bistouri droit immédiatement près de la commissure interne

---

(1) *Elémens de médecine opératoire*, par François Rossi. Turin, 1806, 2 vol. in-8°.

des paupières, au-dessous de cette tache blanchâtre des tégumens qui recouvrent le tendon
du muscle orbiculaire, et qui se voit entre le nez
et l'angle interne de l'œil. Au-dessous de ce
point, la position naturelle du sac est toujours
la même, quelles que soient la distension et la
difformité de cette partie, qui est fortement tenue
en place par le tendon indiqué. Il plonge ensuite
hardiment l'instrument, en le faisant tomber
perpendiculairement sur l'os onguis, et pénètre
dans l'intérieur du sac lacrymal : puis il continue
sa section de haut en bas dans la même direction
que celle du repli que la paupière inférieure présente dans cet endroit, et qui correspond à celle
du sillon osseux dans lequel le sac est placé.
Dans le fond de l'ouverture, le chirurgien place
une sonde de médiocre grosseur, qu'il dirige, par
le canal nasal, jusques dans la narine corres-
pondante, en donnant à cet instrument une légère inclinaison de dehors en dedans. La sonde
étant retirée, il lui substitue une petite bougie
d'une grosseur proportionnée au calibre du canal. L'extrémité de cette bougie est maintenue
au dehors par un fil convenablement assujéti,
l'inférieure est recourbée vers l'arrière-bouche. Le
canal nasal ainsi rempli, le chirurgien explore,
avec une sonde légérement courbe, les dimensions du sac, qu'il remplit de bourdonnets de
charpie maintenus par un bandage.

Il paraît que le décollement d'une portion de
l'iris, méthode employée par Scarpa, pour pratiquer des pupilles artificielles, a été connu avant

lui. Assalini en fait mention. Pour exécuter le procédé du célèbre professeur de Pavie, on fait asseoir le malade comme s'il devait être opéré de la cataracte, puis avec une aiguille subtile, droite, on perce la sclérotique dans l'angle externe de l'œil, à deux lignes environ de l'union de cette membrane avec la cornée, et on en fait avancer la pointe jusqu'en haut et en dedans du bord interne de l'iris, jusqu'à ce que la pointe paraisse à peine dans la chambre antérieure de l'humeur aqueuse. Aussitôt qu'on l'y aperçoit, on presse avec elle sur l'iris de haut en bas de l'angle interne vers l'externe, et l'on décolle une portion de son bord du ligament ciliaire ; cet effet obtenu, on abaisse la pointe de l'aiguille pour l'appuyer sur l'angle inférieur du principe de la fente, que l'on prolonge à volonté.

Scarpa a beaucoup contribué à rétablir en Europe la méthode opératoire de la cataracte par abaissement ou dépression.

Son aiguille est assez subtile et médiocrement recourbée, son extrémité recourbée est plane ou convexe sur son dos, tranchante sur les côtés, et sa concavité est formée de deux plans obliques, réunis dans le milieu par une ligne légèrement saillante qui se prolonge jusqu'à la pointe très-aiguë de cet instrument. Le manche est contresigné dans la direction qui correspond à la convexité de la pointe recourbée.

En supposant que l'on ait à opérer l'œil gauche, le chirurgien prend de la main droite son aiguille à pointe recourbée, il la tient comme

une plume à écrire, en portant la convexité de
la pointe dans une direction parallèle à la tempe
gauche du malade, il appuiera ses doigts sur
cette même tempe, et perforera avec hardiesse le
globe de l'œil dans l'angle externe, à un peu plus
d'une ligne de l'union de la cornée avec la sclérotique, un peu au-dessous du diamètre transversal de la pupille, en écartant par dégrés, de
derrière en devant, l'extrémité du manche de
l'aiguille de la tempe gauche du malade, et en
donnant, par conséquent, à toute l'aiguille, un
mouvement de courbe jusqu'à ce que sa pointe
crochue ait entièrement pénétré dans le globe de
l'œil; on y parvient avec la plus grande facilité, et
avec une extrême promptitude : l'opérateur conduit ensuite la convexité de l'aiguille sur la
sommité du cristallin cataracté, où pressant de
haut en bas, il fera descendre quelque peu la
lentille, et en même temps il fera passer soigneusement la pointe crochue entre le corps ciliaire
et la capsule du cristallin, afin qu'elle paraisse
à nud dans la pupille, entre la convexité antérieure de la capsule de la lentille et l'iris. Après
quoi la pointe du crochet étant tourné en arrière vers l'angle interne de l'œil, sera poussée
avec précaution, et dans une direction horisontale,
entre la face postérieure de l'iris et la convexité
antérieure de la capsule, jusqu'à ce qu'elle soit
parvenue, autant que possible, près du bord du
cristallin et de sa capsule, le plus rapproché de
l'angle interne de l'œil, et par conséquent, au-dela
du centre de la lentille opaque : puis l'opérateur,

en inclinant davantage contre soi le manche de l'instrument, imprimera profondément la pointe crochue de l'aiguille dans la convexité antérieure de la capsule, et en même temps dans la substance du cristallin opaque; et par un mouvement de l'aiguille en arc de cercle, il déchirera amplement la convexité antérieure de la capsule, transportera la lentille cataractée hors de l'axe visuel, et l'enfoncera profondément dans le corps vitré, en laissant la pupille parfaitement ronde, noire et débarrassée de tout obstacle à la vision. Aprés avoir retenu un peu l'aiguille dans cette position, il lui imprimera un petit mouvement de rotation pour la dégager, et la retirera de l'œil dans une direction tout à fait opposée à celle de son introduction.

L'un des ouvrages de Scarpa qui ont fait le plus de bruit, est son Traité des anévrismes; je ne parlerai point de ses belles considérations anatomiques sur les anatomoses des artères des membres, je ne m'arrêterai pas sur ses savantes recherches, sur les points les plus importans de l'histoire des maladies anévrismales, je m'attacherai particulièrement à son opinion sur leur nature.

Selon Scarpa, tout anévrisme est formé par la rupture des tuniques propres de l'artère avec effusion de sang dans le tissu cellulaire environnant. Jamais la dilatation contre nature des tuniques du vaisseau ne concourt essentiellement à la formation de la tumeur. Le sac n'est autre chose que l'enveloppe celluleuse même qui for-

mait une gaine aux deux membranes propres de
l'artère, et dont le tissu mou et extensible, soulevé
par le sang qui s'est échappé de l'artère corrodée
ou ulcérée, prend la forme d'une tumeur
circonscrite, et recouverte extérieurement, en
commun avec le vaisseau, par une membrane
lisse comme la plèvre et le péritoine. Il ne faut
point confondre l'artère augmentée de diamètre,
avec l'enveloppe celluleuse qui constitue le sac
anévrismal. Sennert, Hildanus, Freind, et Vi-
semann, niaient, comme le professeur de Pavie,
tout anévrisme par dilatation. Une tumeur anévrismale met un temps assez long à acquérir
un volume médiocre, puis spontanément, et le
plus souvent à l'occasion d'un mouvement brus-
que de la partie qui en est le siége ou de tout
autre effort extérieur, cette tumeur fait des progrès rapides, et acquiert, en peu de temps, un volume considérable. Comment expliquer ce phénomène autrement que par la rupture du sac ?
En général, Scarpa, dit M. Roux, se montre
habile à interpréter en sa faveur, soit les faits
qu'il emprunte à d'autres observateurs, soit
ceux qui se sont présentés à lui d'une manière
favorable à l'idée dont il est préoccupé. Il serait
facile de multiplier les raisons et même les faits
pour et contre l'existence des anévrismes par dilatation. On ne saurait cependant disconvenir
que l'opinion du professeur de Pavie, le plus
grand anatomiste et l'un des chirurgiens modernes les plus distingués, ne soit d'un très-grand
poids dans la discussion dont il s'agit.

Scarpa est l'auteur d'un fort bon mémoire sur les pieds bots , le bandage qu'il oppose à ces déformations congéniales, a été employé plusieurs fois avec le plus grand succès.

Le dernier ouvrage qu'on lui doit , est un recueil précieux de mémoires anatomiques et chirurgicaux sur les hernies. Ils présentent beaucoup de vues nouvelles , spécialement sur le mécanisme de la formation des hernies, les rapports du sac herniaire avec les vaisseaux spermatiques dans les divers dégrés de la maladie , ceux du muscle cremaster avec le sac herniaire. Scarpa, traitant de la hernie inguinale, expose sa division indiquée par Hesselbach en interne et externe.

Hesselbach nomme hernie inguinale externe, celle qui a son principe dans la fosse supérieure du péritoine, vers le flanc, et au-delà du point où le cordon spermatique croise l'artère de ce nom. Il nomme interne celle qui , naissant dans la fosse inférieure du péritoine, s'ouvre une issue à travers les aponévroses des muscles transverse et oblique interne, près de l'anneau inguinal , et en decà de l'entrecroisement du cordon avec l'artère épigastrique. M. Marjolin n'a jamais rencontré ces hernies inguinales internes, et ouï dire que quelqu'un les eût observées (1).

Scarpa a trouvé un moyen d'éviter l'artère

____

(1) Thèse sur l'opération de la hernie inguinale étranglée, in-4°.

épigastrique dans les débridemens de l'anneau , c'est d'inciser en haut'perpendiculairement et parallèlement à la ligne blanche. Rien de plus intéressant que ses réflexions sur les différentes espèces d'étranglemens et d'adhérences. Les auteurs avaient peu parlé de la hernie crurale considérée particulièrement chez l'homme , 'il a complétement reparé cette omission (1).

La chirurgie est actuellement en Espagne, ce qu'elle était en Europe au quinzième siècle , le fanatisme a étouffé le goût national pour les sciences et les arts, et la dégradation morale qui en est résulté , est porté à un point que peuvent à peine concevoir ceux qui voyagent dans ces belles et malheureuses contrées.

---

(1) SCARPA *Osservazioni e esperienze sulle malattie degli occhi* , in-4°. Pavia 1804.

Traduit en français par Léveillé, 2 vol. in-8°. Paris 1802.

Seconde édition augmentée du Traité de Ware sur l'ophtalmie , 2 vol. in-8°. Paris 1807.

Sull' anevrysma. Pav. 1804. (Grand in-folio , fig. d'Anderloni.)

Traduction française , par M. Delpech , 1 vol. in-8°. Paris 1809.

Sull' hernie memorie anatomico-chirurgice. Milano 1809 , 1810 , in-fol.

Traduit en français par M. Cayol, 1 v. in-8°. Paris 1814.

Le mémoire du professeur de Pavie sur les pieds bots , est inséré dans l'ouvrage ayant pour titre : *Mélanges de chirurgie et de physiologie, par* Scarpa et Léveillé , 1 vol. in-8°. Paris 1805.

CHIRURGIE ANGLAISE.

L'un des plus célèbres chirurgiens du dix-huitième siècle, Percival Pott, naquit à Londres, en 1710. Dès ses plus jeunes années, il manifesta un penchant décidé pour la chirurgie. Des connaissances anatomiques précises furent la base de son instruction chirurgicale, il montra constamment une grande estime pour les premiers auteurs qui ont écrit sur l'art de guérir, et il lut leurs volumineux ouvrages avec autant d'exactitude que de sagacité. Il était, en 1749, un des principaux chirurgiens de l'hôpital St.-Barthélemy. Quelques années après, un accident terrible qu'il éprouva eut une grande influence sur le reste de sa vie. Passant à cheval dans Kentstreet, il fut renversé, la jambe fut fracturée, et la pointe du tibia perça les tégumens. Pott connut son danger, sentant combien il pouvait être augmenté par un traitement rude ou une mauvaise position, il attendit, étendu sur le pavé au mois de janvier, que toutes les dispositions qu'il commanda fussent préparées, alors il se fit transporter chez lui, couché sur une planche, et des soins éclairés lui épargnèrent l'amputation.

Pendant tout le temps qu'il fut condamné à la retraite, Pott dressa le plan de son premier ouvrage, le Traité des hernies, qu'il acheva la même année. L'Angleterre ne possédait rien en-

core d'aussi complet sur les déplacemens des viscères abdominaux , ses remarques sur l'étranglement des hernies , la hernie crurale, l'exom-
phale , annoncent un observateur éclairé et judicieux. Il appela l'attention des praticiens sur
la hernie congéniale , dont il explique fort bien
le mécanisme. Pott a observé une hernie de
l'ovaire , mode de déplacement rencontré depuis
par Camper et Lassus.

Les réflexions de Pott sur la fistule lacrymale
parurent en 1758. Il blâme la cautérisation de
l'os unguis , conseillée par Cheselden , et vante
la perforation de cet os avec un troicart courbe.

En 1760 il publia une suite de recherches et
d'observations pratiques sur les plaies de tête.

Son traité de l'hydrocèle parut deux ans après.
Il a proposé deux procédés opératoires pour la
cure de cette maladie. Dans ses premiers essais,
il ponctionnait le scrotum avec un troicart ordinaire , le fluide s'écoulait ; il portait dans la
canule de l'instrument un stylet mousse , garni
à son extrémité supérieure de dix à douze brins
de coton ; il poussait ce stylet à travers la canule
jusqu'à la partie supérieure du sac , le faisait saillir , incisait sur sa proéminence , passait le seton
et le nouait. Mais ce praticien connut bientôt
que ce procédé devait être perfectionné. Son second procédé opératoire est celui-ci : On ponc-
tionne la tumeur avec le troicart , on passe dans
sa canule une autre canule plus petite , assez
longue pour parvenir à la partie supérieure du
sac, et à travers celle-ci est introduit un long

stylet terminé par une pointe aiguë à son extrémité supérieure, et percé d'un œil dans lequel
un seton est engagé.

Sabatier reproche à ce procédé de ne point
laisser un écoulement libre et facile à la matière
purulente, et il lui préfère celui de Roë, chirurgien à Edimbourg. Roë a imaginé une manière
plus sûre de passer le seton. On fait d'abord deux
petites incisions, l'une à la partie supérieure, et
l'autre à la partie inférieure de la tumeur, et
prenant une lancette à abcès, on perce la tunique
vaginale vis-à-vis l'incision supérieure des tégumens. Pendant l'écoulement des eaux, on passe
dans le sac, et jusques vis-à-vis l'incision inférieure, une sonde creuse dans laquelle est ren-
fermé un stylet pointu qu'on en fait sortir pour
percer le sac de dedans en dehors. La ponction
ne serait pas suffisante pour faire passer le seton,
aussi le stylet est-il cannelé vers sa pointe, afin
de diriger le bistouri avec lequel on fait l'incision du sac aussi étendue qu'on le juge à propos ;
on retire alors le stylet pointu de l'intérieur de
la sonde, et on lui substitue l'aiguille à seton.

Pott, en 1775, publia son Traité de la cataracte et celui de la fistule à l'anus, excellente
monographie. La même année vit paraître ses
Observations sur les polypes du nez, une modification du cancer dont le siége est au scrotum,
et qui est particulier aux ramoneurs, et la mortification des pieds et des orteils. Rien de plus
intéressant que son mémoire sur les amputations,
et ceux sur les fractures et les luxations. On sait

que la position qu'il préférait, dans les solutions de continuité des os, était la flexion : la cuisse ou la jambe fracturée, dit ce praticien, doivent être placées sur le coussin, dans la même position où l'extension a été faite et la fracture réduite, c'est-à-dire, qu'elles doivent être placées de manière que le genou soit plié; même précepte pour les fractures des membres supérieurs.

C'est en 1779 que Pott fit connaîte ses remarques sur cette espèce de paralysie des membres que l'on voit souvent accompaguer une courbure particulière de l'épine ; il perfectionna son ouvrage en 1783. C'est la plus intéressante de ses productions.

Cependant la théorie que Pott a donné du mal vertébral, a paru essentiellement défectueuse à Barthez. Le praticien anglais dit, avec raison, que la seule et vraie cause (primitive) de cette maladie, est un état morbifique des parties qui composent l'épine, et de quelques-unes de celles qui lui sont immédiatement liées, et que cet état précède constamment la courbure de l'épine qui survient, et qui se fait toujours du dedans au dehors. Il observe que cet état morbifique finit par la carie du corps d'une ou plusieurs vertèbres, et assure qu'on trouve toujours, à l'ouverture des cadavres, cette carie et l'érosion des cartilages, quoiqu'à des degrés différens. Il prétend, avec trop peu de fondement, que la carie des vertèbres est la seule affection qui y produise la courbure contre nature de l'épine, et que la courbure doit être regardée comme le caractère constant de cette maladie, lorsqu'elle est jointe à la privation totale ou partielle de l'usage des jambes.

Quoique la carie des vertèbres affectées ait lieu généralement dans les cas mortels de mal vertébral, elle n'y existe pas toujours, et Barthez en cite plusieurs observations. Pott dit que dans cette maladie il y a une tension mêlée de spasme. Barthez voudrait qu'il eût observé la nature et la cause des symptômes (1). L'auteur anglais attribue la paralysie des extrémités inférieure à la gibbosité, Latour a prouvé qu'il fallait placer sa cause dans l'altération de la moëlle épinière. Souvent il existe gibbosité et point de paralysie (2). Pott mourut en 1788; l'Angleterre n'a point produit de plus grand chirurgien (3).

____

(1) BARTHEZ. *Maladies goutteuses*, tome II. On peut lire, dans cet ouvrage, la théorie extrêmement obscure que ce célèbre médecin donne du mal vertébral.

(2) LATOUR. *Mémoires de la Société Médicale d'émulation*, tome VI.

Rien de plus intéressant que la dissertation de ce Médecin.

(3) POTT (Percival). *OEuvres chirurgicales*, édition française, 3 vol. in-8°. Paris, 1771-1792.

Les Recherches de Pott sur le mal vertébral ont été traduites par le frère de M. Duchanoy, Docteur Régent de la Faculté de Médecine [de Paris, et publiées par ce dernier, sous ce titre :

Du mal vertébral, ou de l'impotence des extrémités inférieures, qui reconnaît pour cause un vice de la colonne épinière, avec le moyen de la guérir. Paris, 1 vol. in-8°., 1785.

Percival POTT. *Treatise on the ruptures.* London, 1756, in-4°.

Moins connu des chirurgiens que des anatomistes , Guillaume Hunter a cependant des
droits à la reconnaissance de ces derniers, par
ses excellentes remarques sur les hernies inguinales congéniales, déplacement dont il décrivit
mieux le mécanisme que ne l'avait fait le célèbre
Haller. Il eut encore le mérite de fixer l'attention des chirurgiens sur une espèce d'anévrisme
encore peu connue à l'époque où il s'en occupa
(l'anévrisme variqueux (1)).

Rien n'a plus répandu la célébrité de s on frère

---

*Account of a particular kind of rupture frequently
attendent upon newborn childern and someitmes met
evith inadulis.* London , 1757 , in-8°.

*Observations of theat disorder of the cornea of the eye
commouly called fistula lacrymali.* London , 1758 , in-4°.

*Observations on the nature and consequence of wounds,
and contusions , of the hand fractures of the skull, con-
cussions , of the brain.* London , 1760 , in-8°.

*Practical remarks on the hydrocele of watry rupture
and other diseases of the testicles.* London , 1762, in-8°:

*Remarks on the diseases commouly called fistula in
ano.* London , 1750 , in-8°.

*Observations on the nature and consequ nces of the
injuries to which the liable externe violence.* London ,
1768 , in-8°.

Somn few select remarks on fractures and dislocations ,
in-8°.

*Account of a method of oblaining a perfect cure of the
hydrocele by amam of a seton.* London , 1771 , in-8°.

(1) Voyez l'*Eloge de Guillaume Hunter* , par Vicc-
d'Azir. — O*Euvres complètes*, *publiées par* Moreau de la
Sarthe; *et sa Vie*, *par* Arnaud. — *Mémoires de Chirurgie*, in-4°. , tome Ier. Il mourut en 1782. — Guillaume
HUNTER. *Recherches sur les hernies de naissance* , trad.
de l'anglais , *par* Arnaud : ouvrage cité, tome Ier. , page 1,
— *Observations sur une espèce particulière d'anévrisme* ,
trad. par Arnaud, *Mémoires de Chirurgie* , première
partie , page 219.

Jean Hunter, que sa méthode de traiter l'anévrisme poplité par la ligature de l'artère, fort
au-dessu s de la dilatation. L'invention de cet ingénieux procédé opératoire lui a été contestée,
Desaut fit, trois mois avant lui, une opération
analogue. Il ne lia pas l'artère comme Hunter,
au milieu ou au tiers supérieur de la cuisse,
mais au voisinage du genou, près du lieu où la
fémorale traverse le tendon du grand adduc-
teur. (Ischio-fémoral, Chaussier) pour parvenir dans le creux du jarret. Cependant Scarpa
attribue tout l'honneur de cette méthode au praticien anglais (2). Jean Hunter, dit-il, est sans
contredit le premier qui ait proposé et pratiqué la ligature de l'artère fémorale à la cuisse,
pour la cure de l'anévrisme poplité. Selon toutes
les apparences, il ne connaissait pas l'opération
analogue, qu'Anel avait pratiquée à l'occasion
d'un anévrisme du pli du coude. Les deux opérations de Hunter est de Desaut, furent faites
pendant l'été de 1785. Le grand avantage de
cette méthode et son extrême facilité, l'artère est
mise à découvert et liée dans le point de son
étendue où elle est le plus superficielle. Hunter,
dans sa première expérience, plaça sur l'artère
fémorale quatre ligatures à peu de distance les
unes des autres, et leur imprima divers dégrés
de constriction, de manière que la dernière
ou inférieure qui serrait seule véritablement l'ar-

____

(1) *Réflexions et Observations sur l'anévrisme*, trad.
par Delpech, in-8°., p. 255 et suiv.

tère obliterait sa cavité : il se proposait par
là de modérer l'impulsion du sang contre la
ligature principale. Mais il ne s'était pas aperçu,
dit Scarpa, que trois ligatures incomplètes , tenues en contact avec l'artère, y déterminent l'inflammation , la suppuration , la rupture des
parois et une hémorragie consécutive. Hunter
ne tarda pas à les supprimer.

L'opération de Hunter a été adoptée par plusieurs chirurgiens , entr'autres par Bradfor,
Wilmer, chirurgiens de Coventry dans le War-
wickshire, Eberard-Home Thompson Forster,
et Ch. E. Fischer, professeur à Jena ; elle n'a
réussi en Italie, ni à Vacca Berlinghéri , professeur à Florence , ni à Joseph Flajani (1) ,
Erlich a écrit avant Scarpa, que les anastomoses
entre l'illiaque interne et les artères de la cuisse,
permettaient cette opération. Hunter a publié
un Traité sur les maladies vénériennes, et un
autre sur les inflammations , le sang et les plaies
d'armes à feu (2). On doit à Robert Mynors,
chirurgien à Birmingham , une monographie
complète du trépan (3), Mynors et Jean Blount,

---

(1) Sprengel.

(2) Jean Hunter. *Observations sur l'état des testicules
dans le fœtus , et sur la hernie de naissance , trad. par*
Arnaud , *Mémoires de Chirurgie* , tome I , page 12.

Traité des Maladies vénériennes , traduit par Audi-
berti , 1 vol. in-8°. 1787.

Traité sur le feu , le sang et les inflammations, 3 v. in-8°.

(3) Robert Mynors. *Histoire de l'Opération du trépan.*
1 vol. in-8°. Birmingham, 1785 (en anglais).

veulent que l'opération achevée, la plaie soit
réunie par première intention. Jean-Auguste
Erlich, célèbre praticien de Leipsick, rapporte
une observation où les tégumens seuls furent
appliqués sur l'ouverture faite aux parois du
crâne, par le trépan (3). M. Maunoir a beaucoup enchéri sur ces chirurgiens : si on l'en
croyait, il faudrait, avant de réunir, remplacer
la portion d'os enlevée par une portion de même
étendue, prise sur le crâne d'un animal vivant,
avec la même couronne de trépan ; on lui a
objecté que lors même qu'il serait possible d'employer ce procédé, il faudrait nécessairement que
la pièce osseuse, destinée a être substituée à celle
qu'on vient d'enlever, eut des dimensions un peu
plus grandes, car l'exfoliation qui surviendrait
au contour de l'ouverture, faite au crâne du
blessé, ne permettrait plus un contact parfait.

Aux noms des chirurgiens anglais célèbres
que je viens de citer, je joindrai ceux de Kline,
Henri Blizard, Everard Home qui a tenté de
faire revivre le traitement des rétrécissemens de
l'urètre par les caustiques, de Lynn, Brodie (2),
Travers (3), Lawrence, auteur d'un traité des
hernies, que M. Roux regarde comme le meilleur ouvrage moderne sur ces maladies (4), de

---

(1) ERLICH. *Observations de Chirurgie* (en allemand).

(2) *Pathological researches respecting the diseases o*
Joints.

(3) *An inquiry inte the injuries of the intestines.*

(4) *A treatise on ruptures.* London, 1810.

Henri Kline, Thomas Blizard, Young, Macregor. On trouve, dans un traité sur l'anévrisme
publié récemment à Londres, le fait étrange de
la ligature de l'artère illiaque interne, pour un
anévrisme de l'artère ischiatique (1). Les chirurgiens anglais croient possible de lier avec
succès la sous-clavière au-dedans des scalènes,
chose extraordinaire, ils parlent même de la ligature de l'artère innominée, tronc commun de
la sous-clavière et de la carotide primitive du
côté droit 2).

M. Adams, oculiste de Londres, pratique des
pupilles artificielles par un procédé qui n'est
autre que celui de Sharp. Il opére l'ectropion,
en excisant un lambeau triangulaire de la conjonctive et de la paupière, de manière à former
une plaie en V, dont les bords sont réunis par
un point de suture.

Les Anglais, moins riches que nous en charpie, la remplacent par des morceaux de toile de
lin préparée pour cet usage ; c'est le côté garni
d'une sorte de duvet qu'on met en contact avec

---

(1) *Treatise on the discases of arteries and veins : by
Joseph Hodgson.* London, 1815, in-8°. Cet ouvrage, imprimé avec un luxe typographique commun en Angleterre, est orné d'un recueil, *in-4°.*, de fort belles planches.

(2) P.-J. Roux. *Relation d'un Voyage fait à Londres,
en 1814, ou parallèle de la Chirurgie anglaise avec la
Chirurgie française, précédé de considérations sur les
hôpitaux de Londres*, 1 vol. in-8°. Paris, 1815, page 253.
Cet intéressant Ouvrage a paru depuis l'impression des
premières feuilles de ce Mémoire.

la surface des plaies (1). M. Roux paraît reprocher à leurs opérateurs un excès d'impassibilité qu'on prendrait chez nous pour une dureté d'ame ou de caractère, trop d'indifférence pour les préparations des malades aux opérations, et enfin une lenteur extrême dans la manœuvre de leurs procédés. Les chirurgiens de cette nation sont grands partisans de la réunion immédiate des plaies, et l'emploient peut-être dans des cas où elle est plus nuisible qu'utile. Pour rendre plus parfaite leur méthode favorite, quand, dans une solution de continuité des parties molles, ils ont lié un plus ou moins grand nombre de vaisseaux, ils coupent près du nœud l'un des chefs de chaque ligature, et diminuent ainsi de moitié la grosseur du faisceau de fils qui doit traverser la plaie. MM. Lawrence et Delpech ont été plus loin, ils se sont décidés à couper tous les chefs des ligatures avant de faire la réunion immédiate de la plaie, après des amputations de membres.

Les Anglais ont une méthode particulière de panser les ulcères; elle consiste à entourer le membre au niveau de la surface ulcérée, et jusqu'un peu au-dessus et au-dessous de cette surface, avec de longues bandelettes d'un sparadrap agglutinatif. Les deux extrémités de chaque bandelette, tirées en sens contraire, rapprochent les bords de l'ulcère dont elles croisent la direction. M. Roux l'a employé souvent avec de grands

---

(1) Roux, ouvrage cité, p. 96.

avantages (1). Ils suivent toujours la méthode de
Pott dans le traitement des fractures de la jambe
et de la cuisse, c'est-à-dire, mettent chacune de
ces parties dans un état de demi-flexion, soit pour
la réduction même d'une fracture accompagnée
de déplacement, soit après que cette réduction
est opérée, et de plus, font reposer le membre
horisontalement sur le côté externe pendant tout
le temps nécessaire à la formation du cal. Aussi
les fausses articulations sont-elles communes en
Angleterre. M. Roux n'a resté qu'un mois à
Londres, et pendant ce temps, l'occasion s'est
présentée, à Charles Bell, d'employer sur un
enfant qui avait une fausse articulation consécutive à une fracture de jambe, l'opération de Physick de Philadelphie, qui consiste à guérir la
pseudarthrose par l'interposition et le séjour
momentané d'un seton entre les bouts de l'os non
consolidé, pour y exciter une inflammation adhé-
sive. Il vit, en même temps, à l'hôpital Saint-
Georges, un homme sur lequel l'opération avait
été pratiquée à la cuisse, depuis trois semaines
seulement. Je n'ai rencontré, pendant six années
passées comme élève et chirurgien, dans un des
plus grands hôpitaux de l'Europe, celui de Lyon,
qu'un seul fait de non-consolidation d'un os
fracturé ; la fausse articulation existait à la cuisse,
et avait succédé à la rupture, ou plutôt l'écrase-
ment du fémur produit par la chute d'un corps
énorme sur le membre. M. Viricel, chirurgien

______

(1) Roux, ouvrage cité, page 148.

en chef de cet hôpital , rafraîchit les surfaces osseuses contiguës, au moyen des frottemens d'une très-grosse lime , et passa entr'elles un seton suivant la méthode de Physick. Les plus grands soins, prodigués au malade, ne purent l'arracher à la mort: il succomba peu de jours après l'opération.

Les Anglais croient impossible la consolidation du col même du fémur, et par une conséquence naturelle de cette erreur, ils abandonnent ces solutions de continuité à elles-mêmes (1).

Guillaume Hey , chirurgien en chef de l'infirmerie générale de Leeds, a introduit, dans le langage chirurgical, l'expression de *fungus hematodes*, qu'il donne avec ses compatriotes à une variété du cancer, celui qui est mou, fongueux, et que nous appliquons aux tumeurs fongueuses sanguines. Cette dernière maladie fixe maintenant l'attention des chirurgiens français. Depuis l'excellent article de Lassus sur cette affection , inséré dans sa pathologie , nous avons vu paraître successivement, sur le même sujet, les mémoires de MM. Pelletan , Tartra , et Maunoir. Les *fungus hematodes* sont décrits avec beaucoup de soin dans le traité des maladies chirurgicales de M. Boyer ; et M. Roux a consacré à leur histoire, qu'il a avancée, une partie de la relation de son voyage en Angleterre. M. Bouchet, chirurgien en chef de l'Hôtel-Dieu de Lyon , a recueilli des observations très-curieuses sur cette

---

(1) Roux, ouvrage cité , page 178.

singulière maladie. Hey a fait avec succès la résection de l'extrémité inférieure des os de la jambe, dans des cas de luxations du pied compliquées de fractures comminutives; il a pratiqué deux fois l'amputation partielle du pied dans l'articulation du tarse avec le métatarse, opération qu'un médecin de la Faculté de Paris a proposé récemment comme nouvelle avec l'emphase la plus ridicule, quoiqu'il eût été précédé, à Paris même, par un chirurgien militaire qui s'en croyait aussi l'inventeur. Hey, pour mieux faire la réunion, scia la portion saillante du premier des cunéiformes. Il est l'inventeur d'une espèce de scie, si parfaite, qu'il se flatte avec elle, d'enlever toutes les pièces d'os du crâne qu'il juge convenable d'extraire; s'il préfère cet instrument au trépan, c'est que celui-ci retranche souvent une trop grande portion du crâne (1).

Evers a constaté, par une observation intéressante, que la fistule à l'anus peut être guérie sans opération, par les seules injections de gomme ammoniaque. Après l'opération du bec de lièvre, il se contentait d'appliquer deux bandelettes agglutinatives en croix (2). Home est l'auteur d'excellentes observations sur le meilleur traitement applicable aux rétrécissemens de l'urètre et de l'œsophage (3). Rien de plus judicieux que ce

---

(1) *Practical*, etc., c'est-à-dire, *Observations de Chirurgie*, 1 vol in-8°. London, 1803.

(2) Evers naquit en 1728, et mourut en 1800.

(3) *Bibliothèque Médicale*, 4°. année.

qu'a écrit Benjamin Bell, dans son système de chirurgie sur l'hydrocèle, le sarcocèle, les maladies des dents. On sait qu'il a inventé des rétracteurs, pour mieux assurer la section de l'os au-dessus du niveau des chairs, dans l'amputation des membres. Il partageait cette opinion de Richter, qu'on ne guérit jamais les hernies, et que les malades doivent toujours s'astreindre à porter un bandage. C'est lui qui a clairement démontré que, dans le petit appareil, on blesse presque toujours les vésicules séminales ou les canaux déférens, et que la vessie, refoulée vers le périnée, pendant le manuel opératoire, s'en écarte ensuite, disposition qui favorise les infiltrations et les fistules urinaires. Il ouvrait l'urètre au-delà du bulbe, pour éviter l'hémorragie, et n'incisait jamais le col de la vessie quand il se trouvait susceptible de dilatation. Le système de chirurgie de Benjamin Bell, n'a pas eu en France le même succès qu'il a obtenu en Angleterre ; dans beaucoup de parties, il n'est plus au niveau des connaissances actuelles ; dans d'autres il présente quelques assertions hasardées, je dirai même quelques erreurs qui ne seraient point indifférentes dans la pratique. Son Traité des ulcères lui est très-supérieur ; il est même encore la meilleure monographie que nous ayons sur cette classe intéressante de maladies chirurgicales (1),

---

(1) *Sistems of Surgery*, etc. Edimburgh, 1796, 6 vol. in-8°., 6e. édition. Une 7e. édition a parue en 1801.

Jonh Bell, est l'auteur d'un excellent Traité des plaies. D'assez longs extraits de cet ouvrage, insérés dans les annales de littérature médicale étrangère, en font désirer ardemment la traduction entière (1). Un Traité d'opérations estimé, des lettres sur les maladies de l'urètre, un Traité de la chirurgie des artères, tels sont les principaux ouvrages dont Charles Bell a enrichi jusqu'ici l'art de guérir (2).

Le Traité de la nécrose, de James-Russell d'Édimbourg, a beaucoup contribué à faire connaître cette maladie (3). Russell croit fortement

---

Theory of ulceres, in-8°.

A treatise ou gonorhœa virulenta and lues venerea, 2 vol. in-8°. Edimb., 1796.

BOSQUILLON. *Traduction du Système de Chirurgie*, 6 vol. in-8°. Paris, 1796.

Traduction du Traité de la Gonorrhée virulente et de là Maladie vénérienne, 2 vol. in-8°. Paris, an 10.

Traduction du Traité des Ulcères, 2°. édition, 1 vol. in-8°. Paris, 1805.

Ce dernier ouvrage a aussi été traduit par MM. Adet et Lauagan, 1 vol. in-12. Paris, 1789.

(1) *Discours on the nature and cure of wounds*. Edimburgh, 1795, in-8°.

(2) *Sistems of dissections explaining the anatomy, of the human body*, etc. Edimb., 1799, in-folio.

Sistems of operative surgery founded on the basis of anatomy (grand in-8°. Londres, 1er vol., 1807, 2°. vol 1809).

(3) *A pratical essay on a certain disease of the bones, termes nécrosis : By James Russell, Edimb.*

On touve un extrait de ce mémoire dans le Recuei Periodique de la Société de Médecine de Paris, t. 2, p. 457.

14

aux régénérations osseuses, il ne pense pas que
la création du nouvel os soit l'effet du gonflement et de l'ossification du périoste. Pour mieux
s'en convaincre, il a détruit, sur des animaux vivans, tout le périoste des os d'une jambe, et cependant la création d'une nouvelle masse osseuse
a parfaitement eu lieu. Ce chirurgien regarde
comme démontré, 1°. Que l'os de nouvelle formation est entièrement solidifié avant la séparation de celui qui est frappé de mort. 2°. Que
celui-ci est enchassé dans le premier. 3°. Qu'il
est moins volumineux. 4°. Que le nouvel os ne
l'égale qu'en longueur.

Si les muscles et les tendons conservent leur
position respective, et s'insèrent dans les points
du nouvel os qui correspondent à leur insertion
primitive dans l'ancien, c'est parce que pendant
la première effusion de matière gélatineuse,
tous les tendons sont couchés dans leur place
naturelle, et que, dans cet état, ils se trouvent
enveloppés et fixés, par la consolidation graduelle
et la conversion de cette matière, en un os solide (1).

L'absorption d'une portion d'os, et les altéra-
tions diverses que le séquestre éprouve de la part
du tissu sain qui l'entoure, n'ont point échappé
au médecin d'Edimbourg, il expose avec beaucoup de sagacité les symptômes de la nécrose,
ses variétés dans les différens os de l'économie

---

(1) *Recueil de la Société de médecine de Paris*, t. II.

animale, et enfin les moyens thérapeutiques que l'on peut opposer avec succès à cette maladie.

Astley Cooper a fait avec succès la ligature de l'artère carotide primitive. La première fois qu'il osa tenter cette opération extraordinaire, la tumeur s'étendait depuis le menton au-delà de l'angle de la mâchoire, jusqu'à deux pouces et demi de la clavicule. (Mesure anglaise.) Il fit une incision de deux pouces de longueur, sur le bord interne du muscle sterno-cleido-mastoïdien, depuis la partie inférieure de la tumeur jusqu'à la clavicule; cette incision mit à découvert les muscles omoplat-hyoïdien et sterno hyoïdien qu'il fit porter de côté pour découvrir la veine jugulaire; il introduisit un doigt dans la plaie pour fixer ce vaisseau, puis incisa sur la carotide, et l'ayant mise à nud et séparée de la paire vague, passa au-dessous une aiguille courbe, dans laquelle étaient engagés deux fils qui furent liés à un demi pouce de distance l'un de l'autre. Le malade périt le vingt-unième jour de l'opération, après avoir donné de grandes espérances d'un prompt rétablissement. Cooper fut plus heureux dans son second essai; la dilatation de l'artère était située précisément au-dessous de l'angle de la mâchoire, et vers l'angle aigu formé par la grande division de l'artère carotide primitive, la tumeur était à peu près grosse comme un œuf de poule, et saillante dans son milieu. Cooper commença son incision vis-à-vis le milieu du cartilage thyroïde, depuis la base de la tumeur, et l'étendit jusqu'à un pouce de la clavicule, au côté interne du muscle sterno-cleido-mastoïdien. En élevant le bord de ce muscle, il vit distinctement l'omoplat-hyoïdien qui croisait les vaisseaux, ainsi que la portion descendante de la neuvième paire de nerfs· Il sépara les deux muscles, et la veine jugulaire s'offrit à sa vue. Comme elle était distendue et recouvrait l'artère à chaque expiration, en la portant de côté il découvrit la paire vague, située entr'elle et l'artère carotide, mais un peu en dehors, ce nerf fut facile à éviter. Une sonde mousse d'acier, construite exprès, fut passée sous l'artère avec deux ligatures, et ces deux fils étant placés sous le vaisseau, l'inférieur fut serré sur-le-champ; il détacha ensuite l'artère des parties environnantes, dans l'étendue d'un pouce, au-dessus de la ligature inférieure, et serra celle du haut. Enfin, une aiguille armée d'un fil fut passée à travers l'artère entre les deux ligatures, le vaisseau fut ouvert et il ne resta plus qu'à panser le malade (1).

Le même Cooper, a fait preuve d'une hardiesse extrême, en liant le premier l'artère illiaque externe dans la cavité abdominale.

---

(1) *Annales de Littérature médicale étrangère*, tome XI, pages 463, 483.

A case of anevrism of the carotid artery, etc. Sur un anévrisme de l'artère carotide, par Astley Cooper, écuyer, membre de la Société Royale, Chirurgien de l'hôpital de Guy. Cooper a inséré ses observations dans le premier volume des transactions de la Société Médico-Chirurgicale de Londres. — *Voyez* la traduction française de cet ouvrage, par M. Deschamps fils, 1 vol, in-8°. Paris, 1809.

Voici son procédé tel que M. Roux le lui a vu pratiquer en 1814 : Cooper fit aux tégumens de l'abdomen une incision demi-elliptique, dont la convexité était tournée en dehors et en bas, depuis au-dessus et un peu en dedans de la partie moyenne du ligament de Fallope, jusqu'au dedans et un peu au-dessus de l'épine illiaque antérieure et supérieure. Il divisa ensuite successivement et les unes après les autres, les diverses couches aponévrotiques et musculaires interposées entre les tégumens et le péritoine, détacha cette membrane de dessus le faisceau des muscles psoas et illiaque réunis, et parvint ainsi jusqu'à l'artère illiaque externe, qu'il isola de la veine qui l'accompagne et du nerf crural, sans lui faire éprouver aucun tiraillement. Pour passer une double ligature, dont une portion fut ensuite retirée ensorte que l'artère fut étreinte par une seule ligature et qu'on ne laissa pas de ligature d'attente, M. Cooper se servit d'une tige d'acier montée sur un manche. Cet instrument, très-recourbé à son extrémité libre, et terminé par une petite olive dans l'épaisseur de laquelle était creusé l'œil ou le chas destiné à recevoir la ligature, a quelque rapport avec l'aiguille de M. Deschamps. Une seule ligature avait été laissée sur l'artère, elle a été fixée d'abord par un double nœud, puis par un nœud simple ; la plaie fut ensuite réunie par des bandelettes agglutinatives (1).

---

(1) Roux, ouvrage cité, page 277.

Astley Cooper, dans son grand ouvrage sur les hernies (1) s'est proposé, à l'imitation de Scarpa, de perfectionner l'anatomie et l'anatomie pathologique de ces maladies. On lui doit l'indication d'une variété singulière de la hernie inguinale congénitale sur les sujets mâles, dans laquelle il existe deux sacs herniaires contenus l'un dans l'autre : l'externe est formé par la tuniqne vaginale, l'interne, celui qui est en rapport immédiat avec les viscères déplacés, est formé par le péritoine et communique seul avec la cavité abdominale. Ces enveloppes membraneuses constituent une cavité dont les parois sont repliées sur elles-mêmes, et dans laquelle le testicule fait saillie. Cette hernie a été observée avant Cooper, par M. Hey.

Gimbernat, chirurgien à Cadix, avait ouvert la voie à Cooper, si exact dans ses descriptions anatomiques, en décrivant avec un soin extrême les aponévroses de l'arcade crurale (2). Il en a surtout décrit une fort importante, épaisse et triangulaire, qui assujétit le ligament de Fallope au bord postérieur de la branche horizontale du pubis, à la partie externe de l'épine pubienne, et dans l'étendue d'environ un pouce. Sa base, un peu échancrée, regarde en dehors; son

(1) *The anatomy, etc.*, c'est-à-dire, Anatomie et traitement chirurgical des hernies inguinales et congéniales ; in-folio maxim. Londres, 1804.

(2) *Nuevo methodo de operar en la hernia crural.* Madrid, 1793.

sommet est intimément uni vers l'épine pubiène à l'extrémité interne du ligament de Fallope. On aggrandit nécessairement l'anneau crural, dit M. Roux, et de plus, on relâche beaucoup le ligament de Fallope, en incisant le ligament de Gimbernat parallèlement à la branche du pubis, et de la base vers le sommet du triangle que ce sommet représente, sans toucher au ligament même de Fallope. C'est une manière de faire le débridement dans l'opération de la hernie inguinale étranglée qu'a proposé Gimbernat, en même temps qu'il a décrit le ligament qui porte son nom, et qui paraît plutôt convenir chez l'homme que chez la femme (1).

Il est un mode particulier de hernie crurale que M. Beclard a observé plusieurs fois sur le cadavre. La tumeur est embrassée par l'ouverture de la veine saphène, et par suite de cette disposition, la veine saphène est constamment placée derrière le sac herniaire ; ce qui ne pourrait avoir lieu, si, comme on le suppose communément, les parties déplacées restaient derrière l'aponévrose crurale, ou le fascialata (2).

Les travaux de Jonh Abernethy sur les anévrismes, ont beaucoup contribué à étendre la réputation de ce chirurgien célèbre : on dit qu'il lia aussi l'artère illiaque externe dans la cavité abdominable, et qu'il y procéda par la section

---

(1) Roux, ouvragè cité, page 33r.

(2) Roux, ouvrage cité, page 355.

du ligament de Fallope. Un homme reçu un coup de corne de vache qui pénétra de bas en haute, depuis le cartilage cricoïde, au-devant du corps des vertèbres, jusques derrière l'angle de la mâchoire inférieure où elle sortit, laissant à découvert la parotide déchirée, ainsi que la peau de la face à la hauteur de l'oreille L'artère carotide interne était rompue, et les rameaux que l'externe fournit étaient déchirés ; cependant les connexions avec le crâne n'étaient pas détruites complètement : bientôt le sang coula en abondance ; il fut arrêté momentanément par une forte compression de la carotide, contre la dernière vertèbre cervicale ; mais des mouvemens involontaires le firent reparaître en grande quantité. Abernethy fit une incision verticale entre la carotide et la trachée-artère, passa l'index derrière le vaisseau et le pressa contre le pouce, situé hors de la plaie des tégumens. Il vit que le pharinx était détaché des vertèbres et tombé contre le larinx, qui parut intact par cela même que les crachats continuellement rendus n'étaient pas sanguinolens. Comme le sang sortait par plusieurs point du fonds de la plaie, lorsqu'on comprimait moins, une ligature fut passée autour de l'artère et serrée à la distance d'un pouce environ au-dessous de la division, en évitant le nerf pneumo-gastrique et la veine jugulaire interne. Dix minutes étaient déjà écoulées depuis que la carotide gauche ne portait plus du sang au cerveau, l'évanouissement avait disparu, cependant le malade succomba trente heures après l'opération (1). Je n'ai cité cette observation que pour montrer quelles ressources le génie d'Abernethy lui suggéra, dans un cas, en apparence, au-dessus de tous les secours de l'art (2).

Abernethy cite, dans ses observations chirurgicales, trois faits de ligature de l'artère illiaque externe, elle lui réussit deux fois : on trouve deux autres exemples de la même opération dans le Dictionnaire de Samuel Cooper 3).

Le tableau que je viens de tracer à grands traits de l'état actuel de l'art en Europe, pourrait servir, peut-être, à établir un parallèle entre les chirurgiens modernes. Il serait vraiment piquant un ouvrage dans lequel on comparerait avec impartialité, Cheselden à J.-L.-Petit, Desaut à Jean Hunter, Pott à Sabatier, Richter à Scarpa. L'Angleterre, toujours si orgueilleuse dans ses prétentions, nous conteste encore une supériorité généralement avouée ; et chose étrange, un Français, un chirurgien de premier ordre M. R***, montre en sa faveur une prédilection qui me paraît injuste. S'il s'agit d'opposer individuellement les uns aux autres, les hommes marquans des deux nations, et de décider lesquels d'entr'eux ont possédé le plus grand génie chirurgical, la question est absolu-

___

(1) LÉVEILLÉ. *Nouvelle doctrine Chirurgicale*, tome I.

(2) ABERNETHY Jonh. *Surgical and physioligical essays.* London, 1793,

(3) *Dictionary of practical Surgery.*

ment insoluble ; mais si l'on examine leurs ouvrages , les procédés opératoires dont ils sont auteurs , ce qu'ils ont fait enfin pour l'avancement de l'art , la prééminence de la chirurgie française est susceptible d'une démonstration mathématique. Je laisse cet amour pour les productions anglaises aux Anglais eux-mêmes , dont l'orgueil national est si démesurément exalté qu'ils n'approuvent et n'admirent que ce qui est bien évidemment d'origine bretonne , et, par l'exposé fidèle et rapide des faits, je vais prouver, peut-être , qu'en attribuant la plus grande partie des progrès de l'art d'Ambroise Paré à des chirurgiens de mon pays, ce n'est point un amour-propre aveugle , mais l'équité seule que j'ai écoutée.

Quelques procédés opératoires sont disputés par des chirurgiens des deux nations. Ainsi Cheselden conteste à J.-L. Petit l'idée de l'amputation circulaire des membres en deux temps ; ainsi on ne sait qui, de Pott ou de Desaut, a le premier remis en honneur l'opération de la fistule à l'anus par l'instrument tranchant ; est-ce au même Desaut ou à Jean Hunter qu'il faut attribuer la gloire d'avoir, avant tous les autres praticiens, renouvelé la ligature des artères anévrismatiques au-dessus de leur dilatation ?

On doit à Voolhouse l'idée d'ouvrir une route artificielle aux larmes gênées dans leur cours , par la perforation de l'os unguis ; à Cheselden , le premier fait de formation de pupille artificielle ; au célèbre Pott , la descriptio exacte d'une maladie inconnue , celle qui porte son nom ; Guillaume Hunter a décrit, un des premiers avec exactitude , la hernie congéniale et l'anévrisme variqueux ; aux Anglais appartiennent les procédés curatoires de l'hydrocèle par le caustique et l'injection ; Cheselden , déjà cité , s'est frayé une route facile et peu dangereuse , dans la vessie , avec un catheter et un simple bistouri ; Vithe a tenté avec succès , l'ablation des parties articulaires des os affectées de carie , et détruit des fausses articulations en réséquant les extrémités osseuses contiguës. Les premiers et les plus beaux faits de ligature d'artères illiaques externes , sous-clavières et carotides primitives , ont été observés en Angleterre. Nos rivaux ont enfin senti , avant nous, les avantages de la réunion immédiate des plaies après les amputations.

Mais c'est un Français, c'est Daviel, qui a créé la méthode opératoire de la cataracte par extraction ; nous pouvons nous glorifier des meilleures monographies qui existent sur les maladies des os , la taille , plusieurs espèces de hernies. L'instrument de Haukins n'est plus comparé au lithotome caché de frère Côme , la taille latérale de Ledran , celle de Franco , les procédés des lithotomistes Foubert, Pouteau, Lecat, Guérin, sont autant de titres dont s'honore la chirurgie française. Ledran père s'est immortalisé par son opération de l'extirpation du bras, Chopart, en pratiquant l'amputation partielle du pied. Fabre, Dupouy, et surtout Desault, ont porté le traitement des fractures au dernier degré de perfection. On a comparé successivement à Desaut, Pott, Jean Hunter, etc. : celui auquel on oppose tous les autres, est incontestablement le premier. Notre chirurgie militaire ne connaît plus de rivale. Quels ouvrages les Anglais mettront-ils en parallèle avec le Manuel du chirurgien d'armée et la Pyrotechnie chirurgicale de M. Percy, le Traité de la taille de Deschamps, et des maladies des voies urinaires de Chopart? Est-ce le Traité d'opérations de Charles Bell, qu'ils compareront à la médecine opératoire de Sabatier? Placeront-ils le Système de chirurgie de Benjamin Bell, à côté du Traité des maladies chirurgicales de M. Boyer? Enfin, qu'ont-ils qui égale nos immortels Mémoires de l'Académie Royale de Chirurgie!

FIN.

TABLE

Des Auteurs vivans ou morts depuis peu d'années, dont il est fait mention dans cet Ouvrage.

A BERNETHY.
Adams.
Alibert.
Allan.
Amard.
Arnemann.
Aubin.
Audouard.
Authenac.

Baffos.
Bayle.
Baumers.
Beer.
Bell (B.).
Bell (C.).
Benedict.
Bernstein.
Bichat.
Billiard.
Blizard (H.).
Blizard (T.).
Blount.
Boetcher.
Bouchet (père).
Bouchet (C. A.).
Boyer.
Brasdor.
Breschet.
Brodie.
Brunnel.
Brunninghausen.

Buchorn.
Burdin.

Caillot.
Callisen.
Canole.
Caron.
Cartier.
Cayol.
Champesme.
Champyou.
Chaussier.
Chopart.
Collomb.
Conau.
Conradi.
Cooper (A.).
Cooper (S.).
Cullerier.

Debret.
Deguise.
Delaporte.
Delaroche.
Delpech.
Demours.
Desault (1).
Desmonceaux.
Deschamps (père).
Deschamps (fils).
Donégana.
Dubois.

---

(1) C'est par erreur que le nom de ce chirurgien se trouve imprimé sans *l* dans le cours de l'ouvrage. Beaucoup d'écrivains ont commis cette faute.

Dufouart.
Dupuytren.
Duret.
Dussaussoy.
Dutertre.

Eckholdt.
Enaux.
Erlich.

Ferrier.
Fine.
Flajani.
Fréteau.

Gerard.
Gimbernat.
Girard.
Giraud.
Gleize.
Grafe.
Guerin (de Bordeaux.)
Guerin (de Lyon.)

Haan.
Hagendorn.
Hasselberg.
Heck.
Hellmann.
Herbiniaux.
Hesselbach.
Heuermann.
Heurteloup.
Hey.
Hodgson.
Home.
Hufeland.

Jacquin.
Jaëger.
Janin.
Janson.
Jung.
Jurine.

Kline.
Kline. (T.)
Knaur.

Lagneau.
Lallement.
Langenbeck.
Larrey.
Lassus.
Lassus.
Lawrence.
Lefaucheux.
Léveillé.
Lobstein.
Loder.
Loefler.
Lombard.
Lonnes (Imbert de).
Lynn.

Malacarne.
Macregor.
Manne.
Marjolin.
Martin, (jeune.)
Maunoir.
Metzger.
Moutain. (jeune.
Monteggia.
Moreau, (père.
Moreau, (fils.)
Mhoreinheim.
Moscati.
Mursinna.
Mynors.

Nepple.
Noël.

Orred.

Paletta.
Park.
Pelletan.
Percy.
Petit.
Petit-Radel.
Physick.
Pieropan.
Portal.

Rampont.

Ramsden.
Rey.
Richerand.
Richter.
Roché.
Rossi.
Rougemont.
Rouget.
Roux.
Rullier.
Russell.

Sabatier.
Saucerotte.
Scarpa.
Schmuker.
Siebold
Siegerist.
Spœrlh
Sprengel.
Swediaur.

Tartra.
Tenon (1).
Theden.
Thillaye.
Thomassin.
Tode.
Travers.
Traveyran.
Veikard.
Vermandois.
Vigarons.
Viguerie.
Viricel.
Volpi.

Weidmann.
Wenzel.
Wilbnrg.
Withe.

Young.

(1) M. Tenon est mort en 1816.

Fin de la Table

9 782013 600965